ESSAI

SUR LA THÉORIE

DU

SOMNAMBULISME

MAGNÉTIQUE.

ESSAI

SUR LA THÉORIE

DU

SOMNAMBULISME

MAGNÉTIQUE.

PAR Mr. T. D. M.

Novembre 1785.

A LONDRES,

M. DCC. LXXXV.

AVANT-PROPOS.

A Peine initié dans la science du Magnétisme, j'avois été peu à portée d'en voir des effets biens sensibles : le plus merveilleux sur-tout de ces effets, le Somnambulisme magnétique, ne m'étoit encore connu que par des récits que j'avois toujours regardé comme des exagérations plus propres à éloigner qu'à inspirer la confiance. Je ne niois pas cependant : n'étant animé par aucun esprit de corps, n'ayant point l'entêtement du parti, j'aurois cru commettre une imprudence en niant ce que je ne connoissois pas, uniquement parce que je ne pouvois le concevoir. Mais sans donner dans cet excès d'incrédulité, pour le moins aussi déraisonnable que peut l'être l'excès contraire, j'avoue cependant que mon doute en approchoit beaucoup, & qu'à peine me laiſſoit-il un déſir vague de voir & de m'éclaircir par moi-même.

J'étois dans cette ſituation d'eſprit, lorſque j'entendis parler des belles expériences de Buzancy (*a*). Le merveilleux des faits m'eût peut-être révolté, ſi le nom de l'auteur n'en avoit pas garanti la vérité : je ne fus pas entiérement convaincu ; il faut avoir vu des Somnambules magnétiques, il faut les avoir ſuivis, pour y croire parfaitement ; mais dès ce moment du moins je déſirai d'en voir : je recherchai avec empreſſement l'occaſion de me convaincre par moi-même en répétant les expériences dont je venois de lire le détail. Cette occaſion ne tarda pas à ſe préſenter ; & bientôt j'eus la ſatiſ-

____

(*a*) Je ſuis perſuadé que monſieur Meſmer a connu le Somnambuliſme magnétique, je ne doute pas même qu'il n'ait pris chez les Somnambules une partie des idées qu'il nous a données du fluide & de ſes effets : mais on ne voit pas qu'avant les expériences de Buzancy, on connût encore la maniere ſi précieuſe à l'humanité, de ſe ſervir des lumieres des malades Somnambules, pour opérer leur guériſon & celles de leurs ſemblables.

faction de voir fe renouveller , fous mes yeux , toutes les fcenes intéreffantes des Victor , des Viellet , des Joly , &c. (a).

Depuis ce temps , j'ai vu plufieurs Somnambules magnétiques , mais aucun n'a été de la force de la demoifelle N... la premiere malade que j'ai entrepris de magnétifer férieufement. Comme ce font les fommeils magnétiques de cette fille , & les expériences que ces fommeils m'ont mis à portée de faire , qui m'ont donné les principes généraux que j'ai fur ce nouvel état ; je crois qu'avant d'expofer mes idées , il eft néceffaire de dire un mot de la maladie & des particularités les plus effentielles du traitement magnétique de mademoifelle N... Je rendrai compte enfuite , le plus fuccinctement qu'il me fera poffible , du fyftême général que je me fuis formé fur les caufes & les effets du Somnambulifme ; & à mefure que l'occafion

---

(a) Somnambules de Buzancy.

s'en préfentera, je renverrai à des notes particulieres le précis des expériences que j'ai faites & qui ont fervi de
bafe à ce fyftême.

Je fuis loin de me flatter d'avoir
rendu raifon du Somnambulifme. Je
crois même qu'il ne fera jamais poffible d'expliquer parfaitement, ou même
d'une maniere un peu fatisfaifante, un
état dont vraifemblablement nous igno-
rerons toujours les caufes premieres. Eh!
comment les connoîtrions-nous ? puifque nous ne connoiffons pas encore
quelles font les caufes qui produifent
le fommeil naturel, (& cependant
l'homme paffe, dans cet état, plus d'un
quart de fa vie) puifque nous ignorons
celles qui produifent le Somnambulifme
ordinaire, quoique cet état foit habituel
dans un grand nombre d'individus. Tout
ce que nous favons de plus certain fur
ces caufes, c'eft que tous les engorge-
ments produits par les vapeurs ou les
humeurs qui fe portent au cerveau,
fiege de l'origine de tous les nerfs,
provoquent au fommeil, ou font tomber dans un état quelconque reffemblant

beaucoup au fommeil. D'ailleurs , deux Somnambules ne préfenteront jamais tous les mêmes phénomenes , & par conféquent il ne fera jamais poffible d'établir , d'après ces phénomenes , des loix générales fur leur état.

Mais s'enfuit-il pour cela qu'il faille renoncer à découvrir quelques-unes de ces loix ? & fi l'on doit parvenir un jour à fe faire , fur la marche de la nature dans le Somnambulifme , quelques principes fondamentaux & utiles , ne fera-ce pas à force de répéter & furtout de comparer entre elles , une multitude d'expériences ? Les découvertes les plus fublimes ont commencé par des erreurs & des tâtonnements. Fût-il une découverte plus intéreffante pour l'humanité , que celle du Somnambulifme magnétique ? & fi nos erreurs pouvoient faire naître à quelqu'autre après nous , une feule idée utile , devrions-nous regretter de nous être trompés ?

Pourquoi donc tous ceux qui fe font occupés jufqu'à ce jour & dans le filence de la pratique du magnétifme ; ceux qui ont été à portée de répéter

& de varier à l'infini leurs expériences, ne nous en feroient-ils pas connoître les réſultats ? pourquoi ne commencent-ils pas à publier ce qu'ils ont vu, & la maniere dont-ils ont vu ?

Je conviens que dans les premiers moments de cette découverte ſublime, les eſprits du public, peu faits encore à ce genre de merveille, loin d'y croire, auroient pu en être révoltés, & qu'il y auroit eu une ſorte d'imprudence à publier avec trop de précipitation des nouveautés, que leur invraiſemblance auroit fait paſſer pour des viſions dans l'eſprit des perſonnes les mieux intentionnées. Je conçois comment le petit nombre de gens plus heureux & qui avoient eu l'occaſion de s'en convaincre par leurs propres yeux, ont pu craindre, en les publiant trop-tôt, de s'expoſer au ridicule que n'auroit pas manqué de lancer ſur eux la multitude moins éclairée, & plus encore les hommes de mauvaiſe foi, que leur état devroit rendre les plus zélés partiſans d'une découverte qui tend à ſoulager l'humanité ſouffrante, mais que l'eſprit de corps & leur intérêt perſonnel animent au contraire à la proſcrire, en s'efforçant d'étouffer en eux le cri de leur propre conviction.

Mais aujourd'hui que l'excellent eſſai ſur les probabilités du Somnambuliſme magnétique, en dévoilant la mauvaiſe foi des médecins (a), a fami-

----

(a) On parle ici ſur-tout du petit nombre de membres de la Faculté, qui, par une délibération ſcandaleuſe & précipitée, ont proſcrit le Magnétiſme qu'ils ne connoiſſoient pas. Il en eſt d'autres très ſavants qui, plus lents à juger, ont voulu approfondir, & ſont devenus eux-mêmes les défenſeurs de cette doctrine. D'autres enfin, & c'eſt malheureuſement le plus grand nombre, foibles dans le principe & devenus obſtinés par amour-propre, ont été d'abord entraînés par l'autorité des premiers ; & ſe croyant aujourd'hui trop avancés, ils refuſent, avec obſtination, tous les moyens de s'éclairer, dans la crainte d'être forcés à un aveu qui humilieroit trop leur amour-propre. On a très-bien défini leur entêtement & leur mauvaiſe foi, en diſant qu'ils mourront avec la proſcription du Magnétiſme à la bouche & la conviction dans le cœur : au reſte, ces Meſſieurs marchent fidellement ſur les traces de leurs prédéceſſeurs ; ne les a-t-on pas vu s'élever, avec le même acharnement, contre le célèbre Harvey, & pendant un demi-ſiecle ne ſe ſont-ils pas obſtinés à lui nier que leur ſang circuloit dans leurs veines ? Avant ceux-ci, n'avoit-on pas vu d'autres médecins rejeter l'uſage de l'antimoine, de l'émétique, du quinquina, &c. ? Et même de nos jours, ces Meſſieurs ſont-ils parfaitement d'accord ſur les avantages & la pratique de l'inoculation ? Du moins devroient-ils être con-

liarifé les efpriss du plus grand nombre avec l'idée de cet état nouveau : aujourd'hui fur-tout que les belles expériences de Buzancy, plus propres à convaincre encore que ne pourroient l'être les meilleurs livres viennent d'être répétées à Paris, à Strasbourg, & qu'elles fe multiplient dans la plupart des villes du royaume, pourquoi les hommes précieux qui les ont faites, ces expériences, n'ambitionneroient-ils pas de les rendre plus véritablement & plus généralement utiles au genre-humain, en les mettant à la portée de tous les hommes ?

Combien de perfonnes qui défirent de pouvoir faire le même bien, mais qui n'ont pas encore affez de connoiffance pour y parvenir, n'attendent, comme je l'ai fait, qu'un trait de lu-

---

féquents dans leurs principes & dans leur conduite ; ils ont admis de tout temps un fluide nerveux, des efprits vitaux, une chaleur animale ; mais pour eux, ces mots étoient vuides de fens. Un homme vient leur apprendre à maîtrifer, à calculer, pour ainfi dire, cet agent qui leur étoit inconnu ; ils rejettent fa doctrine & fe déchaînent contre fon auteur.

miere pour l'entreprendre & pour réuffir !

Je n'ofe me flatter que le petit nombre d'expériences que j'ai pu faire, & les conféquences que j'en ai tirées, répandent fur ce fujet important, tout le jour néceffaire ; mais j'aurai fait beaucoup, fi communiquant mes idées, mes principes, & peut-être mes erreurs, à ceux qui font à portée de les relever, je peux leur infpirer le défir de le faire, & de nous donner par-là les inftructions qui nous manquent.

La demoifelle N... âgée de vingt-un ans, étoit malade depuis vingt-deux mois, d'une fuppreffion totale de fes regles, & attaquée depuis plus d'un an d'une fievre lente, accompagnée de toux violentes, d'hémorrhagies fréquentes par le nez, & de crachement de pus. Les médecins perdant l'efpoir de la guérir, l'avoient déclarée étique au dernier degré, & ne lui donnoient gueres qu'un mois à vivre ; lorfque cette fille n'ayant plus d'autres reffources, fe détermina, quoiqu'avec répugnance, à fuivre le traitement magnétique établi à V...

Ce ne fut pas fans peine qu'elle y fut reçue ; & le médecin qui dirigeoit alors ce traitement en porta d'abord le même jugement qu'en avoient porté fes confreres ; il la regarda comme étant dans un état défefpéré.

Ce fut au mois de Septembre 1784, que mademoifelle N... fe mit pour la premiere fois au baquet ; & elle y avoit été conftamment une fois chaque jour jufqu'à la fin du mois de Mars 1785 , lorfque j'entrepris de la magnétifer & de fuivre fon traitement avec toute l'attention dont je ferois capable. Le baquet, fans apporter dans fon état un changement notable , avoit cependant fait beaucoup , en donnant à mademoifelle N... la force de paffer l'hiver & de fe rendre, quoiqu'avec beaucoup de difficulté , au lieu du traitement où elle paffoit environ deux heures chaque matin. La fievre néanmoins ne la quittoit jamais ; & tous les foirs elle en avoit un redoublement avec tranfport au cerveau ; elle prenoit de violents accès de toux , à la fuite defquels elle crachoit le fang & le pus.

La demoiselle N... étoit en cet état lorsque j'entrepris son traitement. Je commençai à la magnétiser, le 31 Mars 1785 ; & dès ce jour-là même, j'eus lieu de m'applaudir de l'avoir fait le soir. Après trois quarts d'heure de Magnétisme constant & soutenu, suivant la direction naturelle du fluide, j'eus la satisfaction de voir ma malade tomber en Somnambulisme magnétique ; cette crise vraiment critique & donnée par la nature, remplaça la crise symptomatique & irréguliere que la malade prenoit chaque soir, & que j'avois eu soin ce jour-là de dévancer. Depuis le trente - un Mars jusqu'à la guérison de cette terrible suppression & de tous les accidents qui en étoient la suite, cette fille a dormi réguliérement tous les jours, & à-peu-près à la même heure, d'un sommeil magnétique ; & les redoublements, le transport au cerveau, les hémorrhagies par le nez, enfin tous les symptômes fâcheux ont entiérement disparu.

Je voyois pour la premiere fois un Somnambule magnétique, & cet état fi nouveau pour moi m'auroit fans doute fort alarmé fi je n'avois eu préfentes à l'efprit les inftructions que je venois de prendre dans les Journaux de Buzancy. Je m'affurai d'abord de la réalité du Somnambulifme , en faifant queftionner la malade par quelques autres perfonnes avec lefquelles je n'étois pas en communication. Elle ne les entendit point ; je me hâtai donc de mettre à profit cet état précieux , & d'en tirer le foulagement & la guérifon de la malade.

Je la queftionnai fur les caufes de fa maladie, fur fon état intérieur, fur les remedes qu'elle jugeoit lui être né-ceffaires, enfin fur l'époque de fa gué-rifon. Elle répondit peu de chofes à ces queftions : & les quatre premiers fommeils ne furent pas affez parfaits pour lui donner la connoiffance de fon état intérieur , ni la preffenfation de fon état futur. Mais le cinquieme jour (4 Avril) les nerfs faturés de fluide étant devenus plus irritables, & le fens intérieur ayant acquis plus de dévelop-pement, ma malade fut en état de ré-pondre à toutes mes queftions.

Ma principale maladie, me dit-elle alors, est la suppression de mes regles; dès qu'elles auront repris leur cours, je serai guérie, la nature travaillera pour cela à deux reprises, les 7, 8 & 9; les 27, 28 & 29 de ce mois; mais ce sera inutilement. J'aurai toutes les incommodités intérieures qui accompagnent ordinairement ce travail de la nature; des coliques, des maux de cœur, &c. Ce sera sans fruit. Mais *le 15 Mai à huit heures & demi du soir*, mes regles couleront, & je pourrai dès-lors me regarder comme guérie (*a*).

Ma premiere attention fut alors de demander à ma malade, quel régime elle devoit suivre, & de quels remedes elle auroit besoin. — Le régime simple que je suis actuellement, suf-

----

(*a*) Toutes ces annonces se sont effectuées à la lettre. J'avois pris, pour vérifier sur-tout l'époque du 15 Mai, toutes les précautions nécessaires. L'apparition des regles fut constatée à l'instant par trois femmes dont j'étois sûr : & ce fut à huit heures vingt-trois minutes à ma montre, & à huit heures & un quart on s'étoit assuré qu'elles n'avoient pas paru.

fira, me dit-elle ; & quant aux remedes il ne me faut que le Magnétifme
feul, & de l'eau magnétifée pour toute
boiffon. Le lait pris tous les matins,
me feroit beaucoup de bien. Les médecins n'ont pu réuffir encore à le faire
paffer, & de quelle maniere qu'il fût
coupé, mon eftomac n'a jamais pu le
fupporter. Je l'ai pris avec du quina,
avec la rhubarbe, le fafran de mars,
le bouillon fans fel, le jus de cref-
fon, &c. il m'a toujours incommodé :
mais fi vous le magnétifez, & fi vous
le coupez avec de l'eau magnétifée,
je fuis affurée qu'il paffera parfaitement
bien.

J'eus foin, en conféquence, de fournir à ma malade, de l'eau magnétifée
pour fa boiffon ordinaire ; chaque jour
je magnétifois en fa préfence & pendant qu'elle dormoit, le lait qu'elle
devoit prendre le lendemain ; elle-même
m'avertiffoit du moment où le courant
du fluide étoit fuffifamment établi dans
le lait, ce qu'elle connoiffoit lorfqu'il
devenoit très-lumineux à fes yeux ; &
je pouvois d'ailleurs en juger par le

défir

désir ardent qu'elle montroit alors de le goûter. Elle a pris ce lait réguliérement pendant six semaines, sans en éprouver ni maux d'estomac, ni dérangement quelconque ; & une particularité qu'il est à propos de remarquer, c'est qu'un jour ma malade, fatiguée d'un accès de toux, voulut prendre un peu de lait pour l'appaiser, & ne trouvant pas sous sa main du lait magnétisé, elle prit une gorgée seulement de lait ordinaire ; son estomac alors ne put le supporter, & au bout de quelques instants, elle le vomit aigre, ce qui ne lui est pas arrivé une seule fois avec le lait magnétisé.

J'avois pris encore la précaution de demander à ma malade, dans ses prémiers sommeils, de quelle maniere elle jugeoit que je devois la magnétiser, & je lui renouvellois souvent cette question. — Comme vous faites, me répondoit - elle ordinairement, de la tête au genoux, & rester long-temps sur les genoux, de maniere à y appeller le fluide, & à y ramener par ce moyen, le cours du sang. Quelquefois aussi elle m'indiquoit certains changements à faire dans mes procédés : mais cela lui arrivoit rarement , & dans les occasions seulement où elle éprouvoit quelque dérangement accidentel.

Je magnétisois ainsi réguliérement tous les jours mademoiselle N... Le matin , je la laissois se charger de fluide au baquet , puis j'étendois & faisois circuler la masse de ce fluide , sans avoir aucune volonté d'endormir la malade , & en effet je ne l'endormois jamais le matin , je recommençois à la magnétiser le soir sans baquet : j'ai dit que pour cela , je choisissois l'heure à laquelle la nature , manifestant ses besoins par l'agitation & l'inquiétude où se trouvoit ma malade , sembloit appeller le magnétiseur , & n'attendre que lui pour opérer une crise salutaire (a).

____

(a) Un magnétiseur ne sauroit être trop attentif à observer & à saisir ces instants ordinairement périodiques, où tantôt par des accès de fievre , tantôt par des mouvemens convulsifs, d'autres fois par l'assoupissement, la nature indique le besoin qu'elle auroit d'être aidée & renforcée pour achever un travail salutaire.

Cette crife n'a jamais manqué , & ma malade eft tombée réguliérement , chaque foir , en Somnambulifme magnétique.

Dans les commencements , je ne parvenois à la mettre en cet état qu'au bout de trois-quarts d'heure , une demi-heure au moins de magnétifme : mais lorfque par la fuite fes nerfs furent plus faturés de fluide , lorfque furtout une lecture plus réfléchie des excellents Journaux de Buzancy m'eût inftruit & convaincu de toute la puiffance d'une volonté active , il ne me fallut plus que quelques minutes pour endormir ma malade , & j'y fuis même parvenu , en la fixant pendant deux minutes feulement à la tête , avec une forte volonté de la rendre Somnambule, en chargeant de fluide cette partie de fon corps.

Dans le cours du traitement de mademoifelle N... il furvint un incident affez curieux. J'ai dit que , dans le principe , cette fille ne voyoit en elle d'autre mal que la fuppreffion de fes regles : mais à mesure qu'elle put mieux voir dans son intérieur, elle y découvrit la premiere cause de tous les maux qu'elle avoit éprouvés depuis près de cinq ans ; cause que ni elle, ni les médecins n'avoient jamais soupçonnée.

Un jour que je l'avois endormie comme à l'ordinaire, & qu'alarmé de la voir cracher continuellement le pus, je l'exhortois à examiner encore avec plus d'attention si la poitrine n'étoit point ulcérée. —— Non, me dit-elle, après quelques moments de réflexion, non, ma poitrine n'est point attaquée ; elle est foible, elle l'a toujours été, mais elle n'est point malade ; le pus que je crache n'en vient pas, il vient de mon gosier ; & j'en apperçois la cause aujourd'hui pour la premiere fois.

Je vois dans mon estomac, continua-t-elle, un ver monstrueux qui me ronge depuis cinq ans, c'est lui qui remontant à mon gosier, le pique, l'ulcere, & me fait tousser & cracher le pus que ces ulceres ont amaffé ; je crois que c'eft auffi ce ver qui a été la principale caufe de la fuppreffion de mes regles. Ma malade me fit alors la defcription de ce ver , comme elle auroit pu faire s'il eût été actuellement devant fes yeux ; & fur ce qu'elle en dit , il me fut facile de reconnoître l'efpece de ver connu des médecins fous le nom de *Solium*. Ma malade le dépeignit parfaitement & dans fes moindres parties ; & je fuis bien affuré qu'étant éveillée , elle n'en avoit jamais eu la moindre connoiffance (*a*).

D'abord elle ne vit aucun remede à faire contre ce ver : je lui propofai le lémitochorton. — J'en prendrai volontiers , me répondit-elle , parce que je vois encore dans mes inteftins d'autres vers que cette mouffe pourra tuer(*b*).

(*a*) Je dois dire ici que cette fille fimple , mais honnête & irréprochable dans fes mœurs, ne fait ni lire ni écrire : fes parents très-pauvres ne pouvant cultiver fon efprit naturel , la mirent en fervice dès l'âge de neuf ans.

(*b*) Elle rendit en effet trente-huit vers inteftinaux ,

Elle fera même quelque mal au gros ver, mais elle ne le tuera pas : je ne vois rien jusqu'à préſent qui puiſſe le détruire.

Je dirai plus au long dans la ſuite, comment ma malade parvint enfin à m'indiquer le vrai remede qu'elle devoit prendre contre ce ver, & comment en effet elle ſe défit en très-peu de temps de ce monſtre qui la dévoroit. On trouvera ce détail intéreſſant dans les notes.

Non content de tenir de ma malade toutes les inſtructions qui pouvoient me mettre en état de lui rendre la ſanté, je mis encore à profit ſes ſommeils, & la prodigieuſe délicateſſe de tact dont elle étoit douée (*a*)

---

de la petite eſpece, les uns rouges, les autres blancs, ainſi qu'elle les avoit déſignés, & préciſément aux époques qu'elle m'avoit annoncées.

(*a*) J'ai eu ſur-tout occaſion de reconnoître cette délicateſſe de tact, chez ma Somnambule, en ce que dès qu'elle avoit touché quelque malade, elle continuoit enſuite à voir très-bien ſon intérieur, pendant des ſemaines entieres, quoique ce malade fût abſent, & hors de ſa portée.

pour découvrir les caufes & le fiege des maladies de plufieurs malades que je lui faifois toucher. Elle ne fe trompa jamais fur leur état intérieur, & tous ont reffenti des effets falutaires des remedes qu'elle leur avoit indiqués. Souvent il lui eft arrivé d'annoncer, long-temps à l'avance, à ces malades les différentes crifes qu'auroient leurs maladies & celles qu'opéreroient les remedes qu'elle leur prefcrivoit. Cette fille enfin, en fe guériffant elle-même, a encore eu le bonheur de guérir ou de foulager confidérablement un grand nombre de malades, dont elle voyoit l'intérieur comme elle voyoit le fien.

Pour cela, il lui fuffifoit de toucher ces malades jufqu'à ce que la communication entre elle & eux fût établie ; cette opération pour la plupart n'a jamais demandé que quelque minutes ; mais il s'en eft trouvé certains, avec lefquels ma malade n'a pu fe mettre bien en harmonie, qu'après deux féances entieres ; on la voyoit alors éprouver , de la part de ces malades , un repouſſement violent & qui lui faiſoit à elle - même beaucoup de mal , ſur-tout lorſque les maladies dont ils étoient attaqués , avoient quelque rapport avec la ſienne. Je l'ai vu même en certaines occaſions plus rares , en être affectée juſqu'à prendre des convulſions ; & il falloit alors toute l'action de ma volonté ſur elle , pour la déterminer à toucher ces malades. Elle preſſentoit ces effets d'avance ; & dès l'inſtant où je lui préſentois les malades , elle montroit la répugnance la plus forte à les toucher , tandis que le plus ſouvent je la voyois empreſſée & aller au-devant des autres malades que je lui amenois.

Il ne faut pas croire cependant que j'aie conſenti ſouvent à mettre ma malade à ces épreuves douloureuſes. Inſtruit par les Journaux de Buzancy , je me tenois ſur-tout en garde contre toutes les indiſcrétions que la curioſité auroit été tentée de commettre. Convaincu qu'un Somnambule entre nos

mains peut bien être employé à l'avan-
tage des autres hommes ; que c'eſt un
inſtrument dont nous pouvons nous
ſervir pour le bien de l'humanité ; je
n'ai jamais cru cependant qu'il fût permis de le faire à ſon détriment, ni de
riſquer de déſorganiſer la machine, pour
l'utilité des autres.

C'eſt ſur ce principe, que toutes les
fois que j'ai eu deſſein de faire toucher
quelque malade par mademoiſelle N...,
j'ai pris auparavant la précaution de
l'en prévenir pendant ſes ſommeils, &
d'obtenir ſon agrément. Je ne me ſuis
permis de la contraindre ou du moins
de la preſſer un peu qu'en faveur d'un
petit nombre de perſonnes, auxquelles
je prenois un intérêt aſſez vif, pour
que ma malade fût la premiere à dé-
ſirer, par rapport à moi, de pouvoir
vaincre ſa répugnance ; mais j'ai été
inébranlable à refuſer de faire toutes
les épreuves de ſimple curioſité ; &
quoique ſouvent, dans le cas de plai-
der la cauſe du Magnétiſme contre des
hommes qui n'auroient eu beſoin que

de voir un seul fait pour y croire , j'ai constamment résisté à la tentation que j'avois de leur en fournir l'occa-sion ; persuadé d'après l'exemple de Victor , (voyez les mémoires pour servir à l'histoire & à l'établissement du Magnétisme animal) que de telles épreuves pourroient préjudicier à ma malade , & ne croyant pas qu'il me fût permis de le faire , même pour la conviction des incrédules.

C'est sur ce principe encore que je me serois abstenu de faire même les expériences qui pouvoient aider à mon instruction, si ma malade , loin d'en être fatiguée, comme je l'aurois craint, n'eût été la premiere à m'engager à les faire , par le plaisir qu'elle avoit à voir le fluide , & à considérer ses effets.

Ma malade se trouvoit avoir le genre nerveux tellement irritable , que dès le premier jour où elle fut Somnam-bule , elle put voir très-distinctement le fluide. Ce fut elle qui m'en fit ap-percevoir.... J'avois la tête baissée de-

vant son estomac, tandis que je la magnétisois sur les genoux. Vos cheveux,
me dit-elle, en me repoussant vivement,
me paroissoient être autant de fils d'or
brillants, qui me chargent trop & me
fatiguent lorsque vous approchez votre
tête. J'ai cependant le plus grand plaisir à les voir , & c'est un fort beau
spectacle.

Je lui présentai pour lors une baguette ordinaire d'acier , ma malade
en vit sortir le fluide, comme une colonne d'or , pétillant d'étincelles brillantes. Je quittai la baguette , & lui
présentai seulement mon pouce ; elle
en vit également sortir le fluide, mais
en moindre quantité. J'essayai succes-
sivement & l'un après l'autre , tous
mes doigts ; l'index & le petit doigt
donnoient du fluide, mais en beaucoup
moindre quantité que n'en donnoit le
pouce ; l'annulaire en donnoit encore
moins ; enfin le *medium* n'en donnoit
pas du tout.

Je mis le pouce de ma main droite
en opposition avec le pouce de la main

gauche de ma malade, & nous éloi-
gnâmes nos deux mains horizontalement ; elle vit le fluide fortir de fon
pouce & du mien ; elle diftingua très-
bien les deux fluides ; le fien étoit
moins brillant, & il avoit auffi moins
de vîteffe que le mien ; de maniere
que dans la colonne entiere de fluide,
elle diftinguoit très-bien la portion qui
venoit d'elle, de celle qui venoit de
moi. Dans les premiers jours, le mien
faifoit à-peu-près les trois-quarts
du chemin entre nos deux pouces. J'ai
répété fouvent cet effai, & j'ai obfervé
qu'à mefure que ma malade avançoit
vers fa guérifon, fa portion de fluide
approchoit toujours plus du milieu de
l'intervalle qui fe trouvoit entre nos
pouces, & que fon fluide devenoit plus
vif & plus brillant.

M'étant bien affuré par toutes les
épreuves que ma malade voyoit le
fluide, & fachant d'elle-même que
tous ces effais, loin de la fatiguer, lui
faifoient plaifir, j'entrepris de faire des
expériences fur la nature du fluide,

fur fes diverfes modifications , & fur
la maniere dont il agit. J'ai répété
conftamment & prefque tous les jours,
ces expériences pendant près de fix
femaines, j'en ai tenu un Journal exact :
je donnerai dans les notes un précis
de celles qui me paroiffent être les plus
curieufes , de celles fur-tout fur lefquelles j'ai appuyé les idées générales ,
par lefquelles j'ai tâché de me rendre
raifon des principaux phénomenes que
j'avois continuellement devant les yeux.

Je vais expofer ces idées , non
point , je le répete , dans l'efpoir de
donner une folution entiere d'un état
qui peut-être ne fera jamais bien
connu : je ne dirai ce que j'ai vu ,
que dans le deffein d'engager nos maîtres à étendre nos lumieres , en recti-
fiant ce que j'aurois pu avoir mal vu.
Je croirois avoir rendu un grand fervice à l'humanité , fi mes foibles effais pouvoient déterminer fur-tout l'il-
luftre auteur de cette découverte fublime , à compléter l'ouvrage dont il
a cru ne pouvoir , ou plutôt ne de-

voir préfenter jufqu'à préfent que les premiers principes , fans tous les développements & les fuppléments , fruits de fon rare génie & de fon expérience , qu'il fe propofe , fans doute, d'y joindre.

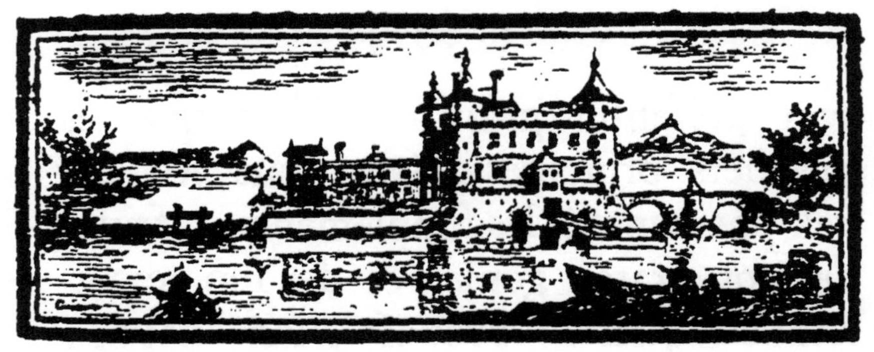

ESSAI

SUR LA THÉORIE

DU

SOMNAMBULISME

MAGNÉTIQUE.

LE fluide que M. Mesmer appelle fluide magnétique animal, & que par plusieurs raisons, sur-tout pour sa grande affinité avec l'eau, je crois n'être autre chose que le feu élémentaire (1), est une substance extrêmement subtile & élastique, qui pénetre tous les corps.

L'essence de ce fluide, sa propriété essentielle est le mouvement, & c'est lui qui le communique à tout, dans la nature.

Ce fluide exîfte indépendamment dans l'efpace : dans lui & par lui tous les corps fe meuvent , tous les agrégats fe compofent ; il fe modifie différemment fuivant la nature des différents corps qu'il traverfe & avec lefquels il fe combine. Un , dans fon principe , & ne variant que dans fes modifications , il appartient également à tous les corps ; il eft la chaîne qui unit entre eux tous les êtres & qui lie les trois regnes.

Il eft le principe du mouvement dans tous les êtres , celui du fluide nerveux dans les animaux , du fluide électrique , du fluide magnétique minéral , du phlogiftique , du fluide igné , de la lumiere , &c. & de tant d'autres fluides compofés qui exiftent peut-être & que nous ne connoiffons pas encore (2).

Je ne crois pas que ce fluide foit la matiere premiere de tous les corps. Je penfe qu'il eft , fi l'on peut parler ainfi, le corps du mouvement ; mais qu'il y a une autre matiere créée, *indigefta moles* , dont le caractere & l'indifférence au repos ou au mouvement , & l'aptitude à recevoir des formes.

Je penfe que cette matiere brute eft celle dont font formés tous les agrégats , par le mouvement que le fluide imprime à fes parties conftituantes.

Si je voulois rapporter mon idée à ce que nous dit la Genefe , je dirois que Dieu créa la maffe indigefte & fans forme , & que *le fiat lux* fut le mouvement imprimé à une autre

matiere

matiere infiniment subtile & mobile , qui est le fluide (3).

Tout composé tend à sa destruction par le même principe qui l'a formé , par le mouvement. Le même fluide qui forme des agrégats , en detruit d'autres , mais il ne les anéantit pas. Il existe toujours la même quantité de matiere , la même quantité de mouvement ; & d'un corps détruit , naissent un ou plusieurs corps de la même espece, ou d'especes différentes, suivant la maniere dont le mouvement est donné aux éléments de la matiere.

Le fluide en circulant dans tous les corps , ne les détruit qu'à la longue, & par une suite d'efforts continués.

Tous les corps organisés ne parviennent à leur perfection , que par un accroissement continuel de matiere. Cet accroissement se fait des parties de la matiere mises en mouvement par le fluide, & modifiées par les organes de ces corps.

Lorsque les corps organisés ont acquis leur entier développement , ils réparent la déperdition continuelle, de la même maniere qu'ils ont pris leur accroissement ; mais ils ne réparent jamais parfaitement ; & c'est pour cela qu'ils décroissent depuis leur entier développement jusqu'à la mort.

Le fluide en circulant dans les corps , leur donne la vie , le mouvement , le ton ; mais c'est toujours d'une maniere relative à la conformation & à la disposition de leurs organes.

C

Ce fluide , en même-temps qu'il donne aux organes du corps le ton, en reçoit lui-même une modification qui dépend de ces organes.

De forte que tout corps organifé reçoit , comme principe du mouvement, le fluide modifié d'une maniere quelconque, felon les corps dans lefquels il a circulé précédemment , & il le rend de même nature , mais modifié différemment par lui.

Un homme modifie le fluide qui circule dans lui d'une autre maniere que ne le modifie un arbre (4). Mais comme ces fluides , pour changer de modification, ne changent pas pour cela de nature , il exifte toujours entre eux une analogie de principe. C'eft à caufe de cette analogie qu'un homme peut accroître le courant du fluide univerfel dans les filieres d'un arbre , quoique le fluide modifié par l'homme ne pût pas circuler dans ces filieres : mais , par une manipulation foutenue , l'homme y appelle & y entretient un courant du fluide plus abondant.

Pour que le fluide puiffe circuler librement d'un corps dans un autre , il faut que les organes de ces corps foient tellement femblables & femblablement difpofés , qu'ils modifient le fluide d'une maniere femblable & analogue. Deux corps , en ce cas , font dits *en harmonie.*

Deux hommes ayant des organes de même nature , peuvent fe mettre en harmonie , en forçant, pendant un certain temps , le fluide

qui circule en chacun d'eux , à circuler indifféremment de l'un à l'autre , ce qui ne peut
se faire , qu'autant que leurs organes font
conformés & difposés à-peu-près de la même
maniere.

Je dis à-peu-près , parce que s'ils l'étoient
abfolument , ce feroit l'uniffon parfait qui eft
phyfiquement impoffible , vu que pour le produire , il faudroit une conformation , une difpofition d'organes , non-feulement femblables ,
mais parfaitement égales ; ce qui ne fe rencontre
jamais dans la nature.

Les nerfs font les conducteurs du fluide univerfel dans le corps humain. Ce font les nerfs
qui le reçoivent & le modifient. C'eft pour cette
raifon qu'ils font le principe du mouvement &
des fenfations.

Pour que deux hommes fuffent dans un
uniffon parfait , il faudroit donc que leurs
nerfs fuffent parfaitement égaux en qualité ,
comme dans leur difpofition : que ces nerfs
reçuffent la même quantité de fluide , & le
modifiaffent abfolument de la même maniere ;
il eft certain qu'alors ce fluide circuleroit indifféremment dans l'un & l'autre des deux individus.

Les nerfs de ces deux hommes pourroient ,
en ce cas , être comparés aux cordes de deux
inftruments de mufique , mis d'accord & à
l'uniffon le plus qu'il feroit poffible ; les cordes de l'un de ces inftruments étant pincées ,
feroit néceffairement réfonner , dans l'autre

inſtrument, les cordes qui leur ſeroient correſ-
pondantes.

Mais comme il n'eſt pas poſſible que deux
cordes d'inſtrument ſoient exactement de la
même matiere, filées de même, & tendues
également, il eſt vrai de dire, rigoureuſement
parlant, qu'il n'y a point d'uniſſon parfait dans
l'harmonie ; & que ce que nous appellons uniſſon ne nous paroît être tel , qu'en raiſon du peu
de délicateſſe de notre organe.

On peut donc, par la même raiſon, répéter
encore, que l'uniſſon parfait entre deux hommes
eſt phyſiquement impoſſible.

Mais ſi cela eſt vrai à toute rigueur , on peut
croire cependant qu'il y aura entre certains hommes un uniſſon aſſez exact, & tel au moins que
l'uniſſon que nous parvenons à mettre entre
deux cordes d'inſtruments.

La maniere d'accorder enſemble , ſi l'on
peut parler ainſi , les nerfs de deux individus,
eſt ce qu'on appelle en termes de Magnétiſeurs,
ſe mettre en harmonie, ce qui ſe fait en donnant , pendant un certain temps , au fluide
univerſel , les moyens de circuler directement
d'un corps à l'autre , juſqu'à ce que ce fluide,
altérant dans l'un , augmentant dans l'autre ,
ait donné le même ton aux nerfs des deux
individus.

Le temps néceſſaire pour cette circulation ,
ne pourra donc jamais être déterminé préciſément , puiſqu'il dépendra toujours , & de la
qualité des nerfs, & de l'état phyſique & moral

des deux individus ; il pourra même s'en rencontrer quelquefois qui seront organisés de maniere que la communication ou l'harmonie soit presqu'impossible entre eux.

Les expériences sur lesquelles sont fondés tous les principes de l'harmonie en musique, ent appris qu'une corde d'instrument mise en mouvement, fait résonner à la fois les cordes voisines, qui sont montées, l'une à son octave, l'autre à sa douzieme, & une autre à sa dix-septieme majeure en-dessus : la même corde tonique fait encore, non pas résonner, mais seulement frémir celle qui est montée à sa quinte en-dessous.

Ce qui arrive à ces cordes arrivera de même entre les nerfs de deux ou plusieurs individus, qui pourront vibrer ou du moins frémir au mouvement d'un seul, quoiqu'ils ne soient point à l'unisson parfait avec lui.

C'est pour cela qu'un homme, sans avoir une analogie parfaite avec un autre, aura cependant une action magnétique sur lui ; & que le fluide qui aura été modifié par cet homme, imprimera le mouvement aux nerfs de plusieurs hommes, qui n'étant pas à l'unisson de ton avec lui, auront du moins avec son ton un rapport harmonique.

Les effets que j'ai vu se produire sur des malades en crise magnétique, par l'harmonie des instruments de musique, m'a convaincu de la relation qui existe entre les nerfs & les cordes de ces instruments.

Ce principe étant bien entendu, il ne féra pas difficile de rendre raifon de tous les phéno-menes qui fe rencontrent dans la pratique du Magnétifme.

Le fluide étant univerfellement répandu, & ce fluide étant le principe & la caufe du mou-vement & de la vie, il faut néceffairement que tous les êtres animés dans la nature, aient la faculté de s'en approprier la portion qui eft néceffaire pour entretenir, en eux, la végéta-tion & la vie.

L'homme reçoit le fluide par tous fes pores ; il en eft pénétré de toutes parts : mais ce fluide circule fur-tout chez lui, de la tête aux extré-mités de fon corps, en fuivant les nerfs qui font fes conducteurs naturels.

Un arbre reçoit le fluide par fes racines, par fon écorce, & fur-tout par fes feuilles. C'eft l'action de ce fluide qui fait circuler la feve dans les végétaux, comme elle fait circuler le fang & les humeurs dans les corps des animaux ; le mouvement que les folides reçoivent du fluide occafionné par une contraction & une réac-tion continuelles, la circulation de la feve & des humeurs.

Dans nos pays froids, où, pendant l'hiver, le fluide eft rare, tant dans l'intérieur de la terre, qu'à l'extérieur, les arbres fe dépouil-lent de leurs feuilles, parce qu'elles leur fe-roient inutiles, en ce que le fluide qu'elles af-pireroient, ne trouveroit pas une réaction fuffi-fante dans celui qui devroit mettre la feve en fermentation.

Le contraire arrive dans le pays chauds : on y voit, en tout temps, les arbres changer de feuilles, parce que la terre étant sans cesse en action par l'abondance du fluide, la seve doit être dans une continuelle fermentation, elle doit tendre à circuler en tout temps ; & si dans ce cas un arbre n'avoit pas tous les moyens qui lui sont nécessaires pour attirer de l'extérieur une portion suffisante de fluide, l'équilibre seroit rompu, la seve tendroit plus à circuler, que l'arbre n'auroit la force de la faire circuler. L'action de la seve sur les filieres de l'arbre, seroit plus puissante que la réaction de ces mêmes filieres sur la seve. La circulation ne seroit plus uniforme. La seve stagneroit, & l'arbre périroit.

Un homme, dans l'état de santé, a de même la faculté d'attirer à lui la portion exacte du mouvement ou du fluide-universel qu'il lui faut pour entretenir en lui l'équilibre entre l'action des solides & la réaction du sang & des humeurs.

L'homme est malade au contraire, lorsque le fluide ne circulant pas librement & uniformément dans tous ses nerfs, les humeurs stagnent en quelque partie de son corps où le mouvement n'existe plus, ou bien elles y prennent une direction différente de celle qu'elles devroient suivre.

Le premier de ces deux hommes ne peut magnétiser le second sans se préjudicier à lui-même. Ces deux hommes, une fois mis en harmonie., peuvent être dès-lors comparés à deux branches d'un siphon , dans lesquelles le fluide cherche à se mettre de niveau. Or , l'homme fort & sain, n'ayant rien de surabondant , ne pourra fournir une portion de fluide à l'homme foible , auquel il en manque , sans altérer dans lui l'équilibre , premiere cause de la santé.

Pour qu'un homme puisse en magnétiser un autre avec fruit , il faut donc que cet homme ait un moyen d'augmenter en lui , non - seulement l'intensité du fluide universel , mais encore la vîtesse & le courant de ce fluide.

M. Mesmer a découvert ce moyen : par lui tout homme peut augmenter en lui l'intensité du fluide universel ; tout homme peut , en quelques instants , & par un procédé fort simple , accélérer le courant naturel qui porte ce fluide de la tête aux extrémités de son corps ; il peut , en un mot , s'aimanter , comme il aimanteroit une barre de fer. Le fluide universel circulant dès-lors dans ses nerfs , avec une plus grande vîtesse & plus d'activité , cet homme a acquis le pouvoir d'exercer une action plus ou moins forte sur les êtres qui l'environnent , & vers lesquels il dirige les courants du fluide , comme la barre de fer en exerce sur tout le fer non aimanté qui se rencontre dans sa sphere d'activité.

L'homme sain & fort , chargé par ce moyen d'un fluide surabondant , agira sur l'homme malade & foible, non-feulement de toute cette furabondance, ce qu'on peut appeller une action compofée de maffe & de viteffe, mais il aura de plus fur lui une action de direction, en accumulant, à fa volonté, les efforts & le courant du fluide, fur les parties les plus foibles du corps malade.

Le moyen qu'a découvert M. Mefmer eft très-fimple, je le répete; il eft dans la nature, il eft à la portée de tous les hommes, & chacun peut, en peu d'inftants, fe charger de la furabondance de fluide qui doit lui donner une fupériorité utile fur fes femblables.

Mais la maniere d'employer ce fluide furabondant, la maniere de diriger & d'appliquer le mieux poffible cet excédent de mouvement & de vie, n'eft point auffi facile, elle demanderoit de grandes connoiffances en anatomie; ou du moins celui qui n'a pas ces connoiffances doit-il être bien exact à obferver & à fuivre la marche de la nature.

Il eft certain qu'un homme qui connoîtroit parfaitement la ftructure du corps humain, qui fauroit diftinguer toutes les parties femblables & fymmétriquement placées qui le compofent, qui pourroit calculer les rapports ou fympathies que quelques-unes de ces parties ont de préférence avec d'autres; il eft certain, dis-je, que fur l'expofé feul d'une maladie quelconque, & de fes fymptômes, cet homme pourroit tout d'un coup affigner le vrai fiege du mal, & y appliquer directement toute l'action du fluide univerfel.

Mais sans avoir besoin de connoissances aussi approfondies, sans avoir en anatomie & sur la médecine d'autres notions que celles qui nous font connoître en grand & par masses l'organisation générale du corps humain, & l'effet des principales maladies, tout homme droit dans ses vues, attentif à observer & à suivre la marche de la nature, simple & uniforme comme elle dans l'emploi de ses moyens, pourra, presqu'aussi sûrement que l'homme le plus instruit, appliquer le Magnétisme au soulagement & à la guérison de ses semblables. Il présentera & dirigera constamment le fluide universel suivant son courant naturel & général. La nature, ainsi renforcée, saura bien à la longue vaincre les obstacles qui se rencontreront dans le corps malade, le fluide les forcera, & finira par circuler librement par-tout & donner le ton & la vie.

Toutes les fois qu'un homme sain, s'étant chargé d'une surabondance de fluide, dirigera ce fluide sur un homme malade, qu'il aura mis auparavant à son unisson, ou au moins en harmonie avec lui ; il est certain que les nerfs du premier mettront en mouvement ceux du second ; le fluide du premier cherchera à circuler également & librement dans les nerfs du second.

S'il se rencontre, dans l'homme malade, des nerfs qui, par défaut de ton ou par une trop grande tension, soient désaccordés, il est certain que le mouvement total & régulier de la machine du premier , imprimé à toute la machine de l'homme malade , tendra continuellement à remonter ces nerfs à leur vrai ton.

Le vrai ton ne pouvant se rétablir que par une circulation libre & naturelle du fluide dans les nerfs malades , l'homme sain travaillera à rétablir cette circulation , en portant continuellement vers ces nerfs , le fluide surabondant dont il est chargé.

Cet homme , sans connoître à fond l'organisation intérieure , n'en viendra pas moins à son but en dirigeant sans cesse l'excédent de son fluide sur l'homme malade , de la même maniere & dans le même sens que la nature le dirigeroit , si elle avoit la faculté de se donner à elle-même cet excédent chez le malade , c'est-à-dire , de la tête aux extrémités du corps. La masse entiere du fluide de ces deux hommes , soutenue long-temps & constamment dans cette direction , saura trouver & forcer les obstacles intérieurs que le magnétiseur , trop peu instruit , n'auroit pas même soupçonné.

Tout le temps que le fluide répétera ses efforts contre ces obstacles , sera le temps du travail de la nature ; la circulation se rétablira surement , mais ce ne sera quelquefois qu'à la suite d'un grand nombre d'efforts répétés toujours dans le même sens ; & en effet , un homme sain , qui dirige le fluide dont il est surchargé , de maniere à l'accumuler sur la partie malade d'un autre homme, augmente par cette action répétée & soutenue, l'énergie, le ton, le mouvement des solides dans cette partie, & il leur donne, par ce moyen, la faculté de faire circuler les liqueurs qui ftagnoient & s'y étoient engorgées. Ce ne fera donc qu'à la fuite d'une multitude d'efforts pareils, que les vaiffeaux obftrués parviendront à fe défobftruer.

Tout le temps que ces efforts dureront, & jufqu'à ce que le fluide foit parvenu à forcer les obftacles qui s'oppofent à fa circulation, cé fluide, vu fon extrême élafticité, fera néceffairement réagi par la partie obftruée ; la réaction fe fera vers la partie du corps qui correfpond le plus directement ou, fi l'on veut, le plus fympathiquement avec la partie malade ; cette partie correfpondante à fon tour renverra le fluide fur la partie malade, laquelle le réagira encore, jufqu'à ce qu'enfin les obftacles étant détruits par cette continuité d'actions & de réactions, le fluide puiffe circuler librement dans la partie malade.

C'eft de cette action & de cette réaction continuelles que réfulteront les crifes.

Cés crifes, quelles qu'elles foient, lorfqu'elles auront été produites par une circulation naturelle du fluide (5), feront donc toujours fulutaires ; le fommeil naturel, le rire immodéré, les pleurs, les mouvements convulfifs ne feront en ce cas que des crifes critiques & non pas des crifes fymptomatiques : bien loin d'être alarnantes , elles dénoteront toujours un travail uniforme & conftant de la nature, contre les obftacles qui s'oppoferoient à la circulation du fluide.

La plus étonnante, la plus intéreffante de ces crifes , eft fans contredit le Somnambulifme magnétique : c'eft celle que nous examinerons le plus particuliérement.

Le Somnambulifme magnétique eft une efpece de catalepfie , ou du moins il nous paroît être une catalepfie accidentelle donnée momentanément par la nature. En cela le Somnambulifme peut être regardé comme une maladie. Mais en le confidérant quant à fes fuites & aux bons effets qu'il produit , on peut dire que cet état, réfultant du travail de la nature , eft un état très bon & utile.

Le Somnambulifme en lui-même eft fans doute une maladie ; mais lorfqu'il n'eft point forcé , la nature qui l'a produit fait en tirer un remede affuré pour les maladies les plus graves. Je fuis convaincu que tout malade Somnambule, qui pourra parler de fon état, indiquera les vrais moyens de le guérir.

Le Somnambulifme magnétique a fon fiege dans le cerveau : mais il n'eft point, à proprement parler, une maladie du cerveau , puifqu'il peut naître de toute maladie qui affectera une autre partie que le cerveau , pourvu que cette partie corresponde directement au cerveau , ou qu'elle affecte fortement la maffe des nerfs.

Un homme parfaitement fain ne pourra pas tomber dans le Somnambulifme magnétique , parce que le fluide circulant librement dans tous fes nerfs , ne pourra être réagi de nulle partie de fon corps à fon cerveau , mais du moment qu'une partie renverra le fluide; fi elle le renvoie directement ou indirectement au cerveau , ce homme deviendra Somnambule magnétique.

Il fuit de-là que toute maladie grave , toute maladie dont le fiege étant dans quelque partie effentielle du corps , affectera vivement le genre nerveux , produira le Somnambulifme.

C'eft par la même raifon qu'on doit trouver & qu'on trouve en effet plus de femmes que d'hommes Somnambules , les femmes ayant le genre nerveux bien plus irritable que les hommes , & d'ailleurs la plupart de leurs maladies ayant quelques rapports avec la matrice , dont la correfpondance fympathique avec le cerveau eft intime.

Un vrai Somnambule magnétique nous montre une multitude de phénomenes qui paf-feroient pour fabuleux , fi le temps , la multiplicité & l'authenticité des mêmes faits , ne parviennent enfin à nous y accoutumer , & fi nous ne réuffiffons , à force d'expériences , à reconnoître que notre incrédulité ou notre furprife ne tiennent qu'à notre défaut de lumieres.

Le Somnambulifme magnétique nous découvre dans l'homme , & d'une maniere bien fenfible, un fixieme fens qui n'avoit pas encore été connu.

Ce fixieme fens paroît être bien plus exquis & plus fûr que les cinq autres : il ne les exclut point ; il agit avec eux, & ils paroiffent agir par lui ; tandis que dans l'état de veille , & lorfque l'homme eft ramené à fon ancienne habitude, les cinq fens, dont il eft accoutumé de faire ufage , étouffent en quelque forte ce fixieme fens.

Ce dernier eft vraiment ce que nous appellons inftinct dans les animaux ; il en porte tous les caracteres. Comme l'inftinct, il ne fe méprend jamais fur la marche, l'état & les befoins phyfiques de l'individu.

Je dirois bien auffi que dans l'homme ce fixieme fens eft encore ce que nous appellons *la confcience*. Je ne dis pas qu'il foit l'ame , elle feroit alors matiere ; mais à la maniere dont nous voyons ce fixieme fens agir dans l'homme feul, chez lequel il agit tantôt comme inftinct phyfique & animal , tantôt comme inftinct moral , fi l'on peut s'exprimer ainfi , je dis que ce fixieme fens, en prouvant l'exiftence d'une ame immatérielle , paroît être l'intermede par lequel cette ame détermine nos actions phyfiques : c'eft lui qui reçoit les impulfions de l'ame, pour en communiquer les impreffions aux fens extérieurs. Ce qui me feroit regarder ce fixieme fens fous ces deux points de vue de l'inftinct animal , & de ce que nous appellons confcience, ou du moins de l'expreffion de la

conscience, c'est que ce sixieme sens, développé chez le vrai Somnambule magnétique,
paroît ne se tromper jamais, ni sur ce qui tend
au bien moral, au bien général, ni sur ce qui
a rapport au bien-être physique de l'individu ;
c'est que ce sens, au moral comme au physi-
sique, ne paroît désirer & chercher que l'accord,
l'ensemble & l'harmonie universelle. Ce sixieme
sens est cependant matériel, & c'est ce qui me
fait regarder l'homme comme étant composé
de trois parties bien distinctes : l'homme intel-
lectuel, immatériel qui est l'ame : l'homme
intérieur, le sixieme sens, l'instinct, & si l'on
pouvoit parler ainsi, l'ame matérielle : & enfin l'homme purement matériel, ou le corps
tel qu'on l'a connu jusqu'à ce jour ; c'est-à-
dire, la machine agissant au moyen des cinq
sens connus.

Les objets extérieurs agissent sur les cinq
sens ; ceux-ci agissent sur le sens intérieur, ou
plutôt ils n'en font que les prolongements,
comme nous allons le dire ; & le sens intérieur rend à l'ame les impressions qu'il a reçues
du dehors.

L'ame, à son tour, réagit sur le sens intérieur, & celui-ci communique cette réaction
aux sens extérieurs.

Il paroît, par ce que nous voyons se passer
dans les Somnambules, que le sens intérieur
peut recevoir directement, & sans l'intervention
propre des sens extérieurs, les impressions du
dehors ; qu'il peut rendre à l'ame, ces impressions,

frons , & réciproquement réagir sur les sens extérieurs. De maniere que ceux-ci , dans le Somnambule, sont comme éteints & engourdis, du moins quant à leur action propre , tant qu'il s'agit d'être affectés par les objets extérieurs , tandis qu'ils demeurent toujours soumis à l'action du sens intérieur.

En effet , un Somnambule magnétique voit très-distinctement les objets ; il ne les voit pas par les yeux , où du moins ce n'est point par la rétine que son nerf optique reçoit chez lui les impressions de ces objets ; il n'entend pas par les oreilles , c'est par le sixieme sens qu'il entend & qu'il voit. Il paroît que ce sixieme sens , l'ame des cinq autres , est répandu dans toute la machine , & qu'il a son siege principal dans l'estomac ; puisque c'est à l'estomac que le Somnambule croit voir & entendre (6).

On ne peut pas dire la même chose du toucher. Ce sens est en activité chez les Somnambules , comme pendant le réveil. Il acquiert même quelquefois par le sommeil magnétique une délicatesse extrême. La raison en paroîtra sensible , & l'on verra en même-temps , pourquoi le toucher est le plus parfait , le plus sûr des cinq sens extérieurs , lorsqu'on aura examiné quelle peut être la nature du sixieme sens , lorsqu'on aura recherché quel est son méchanisme.

Des cinq sens extérieurs, quatre ont des organes particuliers qui leur sont propres , & qui sont

D

qui font exclufivement affectés à chacun d'eux. Nous voyons par l'impreſſion que reçoit & rend à notre ame le nerf optique ; nous entendons par le nerf auditif, &c. &c. Le toucher feul n'a point d'organe particulier, & ce fens affecte généralement toute l'enveloppe de la machine , toutes les parties qui peuvent fe trouver expofées au contact des corps étrangers.

On dit que le toucher eft le plus parfait des cinq fens , & l'on dit vrai. C'eft lui qui affure les jugements qué font naître dans nous les quatre autres ; il rectifie les erreurs que ceux-ci nous feroient fouvent commettre. Mais quoique l'expérience de tous les hommes nous ait convaincu de cette vérité , nous fommes loin cependant de pouvoir en rendre raifon ; & je crois qu'en effet il feroit difficile d'en donner une bonne , fi l'on ne connoît pas ce fixieme fens.

Je crois qu'on peut regarder ce fixieme fens , comme *le toucher intérieur*, comme un fens qui affecte , pénetre tout l'intérieur de l'homme , abfolument de la même maniere que le toucher ordinaire affecte toute fon enveloppe.

De cette définition dérivent une multitude de conféquences , lefquelles , en donnant l'explication d'un grand nombre de phénomenes , prouvent toujours de plus en plus qu'elle eft jufte.

Le toucher intérieur n'affectant pas feule-

ment l'enveloppe intérieure de l'homme , mais
pénétrant intimement toutes les parties de son
intérieur , ce sens doit renvoyer à l'ame l'impreſſion de tout ce qui affecte cet intérieur. C'eſt
pour cela que le Somnambule magnétique ,
dans lequel ce sens eſt développé , nous dit qu'il
voit dans lui. Il ne voit pas ſon intérieur , mais
il le touche.

Toutes les parties de ſon corps qui ſe trouvent être en bon état , ne font point ſur ſon
ame une impreſſion particuliere & propre à
réveiller ſon attention. Il n'en voit alors que
l'enſemble & l'harmonie , de même que dans
un concert de pluſieurs inſtruments parfaitement d'accord , l'oreille entend l'enſemble de
l'harmonie , elle s'y accoutume ſans être affectée
du ſon d'un inſtrument plus que d'un autre ;
mais qu'un ſeul de ces inſtruments ſe trouve
déſaccordé , auſſi-tôt l'oreille juſte en diſtingue
le ſon entre tous les autres ; & ne s'occupant
plus du reſte de l'harmonie , toute ſon attention ſe porte uniquement ſur la diſſonance qui
la bleſſe.

Le Somnambule magnétique touche intérieurement la partie malade ſans toucher celles
qui ne le font pas , de la même maniere qu'un
homme qui a une plaie extérieure dans une
partie quelconque de ſon corps , ſent le mal
que lui fait cette plaie , ſans faire aucune attention à toutes les autres parties qui ne ſont pas
malades.

Cette explication répond à la mauvaiſe plai-

fanterie de quelques-uns , qui croient dire beaucoup en demandant pourquoi le Somnambule
qui voit la rate , par exemple, ne voit pas
encore mieux toutes les autres parties extérieures du corps , plus apparentes que la rate.
Si cette partie extérieure eft en harmonie avec
toutes les autres ; fi elle renvoie à l'ame l'impreffion qu'elle doit naturellement lui renvoyer ,
pourquoi le Somnambule la verroit il plutôt
que tout le refte de l'enfemble ? Mais fi la
rate eft malade ; fi cette partie difcorde ; fi
les impreffions que l'ame en reçoit font différentes de celles qu'elle a coutume d'en recevoir : c'eft alors fur cette partie , que le
Somnambule doit porter & réunir fon attention toute entiere.

Si le toucher intérieur pénetre intimement
toutes les parties intérieures de l'individu , il n'eft
plus étonnant que l'homme , doué d'une ame
intellectuelle , ayant la faculté de juger , de
comparer les effets à leurs caufes , cet homme ,
devenu Somnambule magnétique , ait la preffenfation de fon état futur vu relativement à
la maladie dont il eft préfentement affecté.
Il voit la quantité du mal ; il en juge par
les difcordances qu'il éprouve dans fon intérieur. Il voit la marche & les moyens que
la nature emploie pour réparer ce mal ; il
voit l'effet que doivent produire les remedes
que fon inftinct lui a fuggérés : il doit donc
préffentir le temps & la maniere dont s'opérera la guérifon. Bien entendu que toutes

chofes d'ailleurs refteront en l'état où il les voit.

Un Somnambule en ce cas peut être comparé à un horloger habile, qui connoiffant parfaitement l'arrangement & les rapports de toutes les pieces de fon horloge, & partant du point où il la voit actuellement, peut annoncer que dans tel temps, telle roue en fera à tel point de fa révolution. Si dans l'intervalle qu'il a fixé, l'on caffoit une dent à l'une des roues, tout feroit dérangé & l'horloger feroit en défaut ; tout comme s'il furvient au Somnambule, un accident quelconque qui lui foit étranger, fon annonce ne s'effectuera point : mais il n'en eft pas moins vrai que tous deux avoient préjugé jufte en partant de l'état où ils voyoient leur machine.

Les plaifants qui difent de cette particularité du Somnambulifme, qu'on prétend les faire croire aux forciers, devroient bien pefer avec attention ce que je viens de dire. Ils verroient que non-feulement nos Somnambules magnétiques ne font pas des forciers, mais qu'ils ne font au contraire que de pures machines ; ils ne verroient plus dans ce qu'ils appellent *divinations* qu'un inftinct purement machinal, accru dans l'homme, de toutes fes facultés morales.

Je regarde en effet le toucher intérieur comme ce qu'on a toujours appellé l'inftinct dans les animaux. L'homme, comme animal

physique , poffede cet inftinct ; mais chez lui
cet inftinct devient encore preffentiment , parce
que dans lui le moral eft joint au phyfique.
L'homme dans lequel ce fens intérieur eft développé , peut juger , fans fe tromper , du
rapport qu'ont les chofes extérieures , avec la
confervation & la réparation phyfique de fon
individu. C'eft par lui que les animaux connoiffent , fans jamais s'y tromper , ce qui peut
leur être bon ou nuifible , & ils en jugent par
le rapport ou l'éloignement qu'a leur inftinct
pour les objets étrangers.

L'inftinct , dans l'homme comme dans les
animaux , ne peut juger des chofes qui lui font
étrangeres , qu'en les rapprochant de lui ; &
ce font les fens extérieurs qui lui fervent
de bras pour mettre toutes ces chofes à fa
portée.

Comme le toucher intérieur réfide dans le
genre nerveux , fource des fenfations , du mouvement & de la vie , les fens extérieurs doivent
agir par des nerfs particuliers ou par des rami-
fications de nerfs , qui tous aboutiffent à l'intérieur. On peut donc confidérer nos fens extérieurs comme étant des prolongements du
fens intérieur.

L'eftomac ou plutôt le plexus ftomacal ,
placé au centre de la machine , & raffemblant
les principaux nerfs qui fe diftribuent dans tout
le refte du corps , eft le fiege principal de
ce fens : c'eft à ce plexus qu'aboutiffent directement ou indirectement tous les nerfs qui

fervent d'agents particuliers aux cinq fens extérieurs : c'eft donc principalement à l'eftomac que doivent retentir les impreffions que ces fens ont reçus du dehors.

Le Somnambule qui a les yeux bien fermés, ne voit pas les objets de la même maniere que nous les voyons ; mais il ne les voit pas moins pour cela. Les objets viennent frapper notre nerf optique, dans l'extrémité de ce nerf qui fait partie de notre œil. Ce nerf renvoie l'impreffion qu'il a reçue, fans doute, à l'eftomac, fiege du fens intérieur, lequel à fon tour communique cette impreffion à notre ame. Chez le Somnambule, au contraire, l'impreffion des objets fe fait fur l'autre extrémité ou le prolongement du nerf optique, fur la partie de ce nerf qui aboutit à l'eftomac. De-là cette impreffion fe communique à l'œil par prolongement, en même temps que l'ame la réagit : de forte que le Somnambule voit réellement par l'eftomac, & qu'il croit cependant voir par les yeux, comme il en a l'habitude pendant le réveil.

Le toucher eft le plus parfait des cinq fens extérieurs, parce qu'affectant directement notre enveloppe, il correfpond au toucher intérieur d'une maniere plus particuliere & plus précife. Il en eft le prolongement d'une maniere plus exacte, &, pour ainfi dire, il en fait partie.

L'inftinct eft fûr chez tous les animaux. Il le feroit également dans l'homme, s'il étoit moins étouffé par les directions différentes , & quelquefois contraires , qu'il reçoit de l'ame ou de la raison.

Cette maniere de considérer l'homme donne la preuve la plus frappante de la spiritualité de l'ame ; & le Somnambule magnétique suffiroit pour nous convaincre de cette vérité.

Si l'instinct dans l'animal ne peut jamais se tromper sur tout ce qui concerne son état physique , il est certain aussi que cet animal , tant qu'il est libre , ne peut se dispenser d'obéir aveuglément & machinalement à son instinct.

Dans l'homme , au contraire , nous découvrons à chaque instant un être différent de son instinct , & qui lui est très - supérieur. L'homme fait tous les jours des choses , que non - seulement il sent intérieurement & par le seul instinct lui être contraires , mais des choses même qu'il juge telles, après les avoir soumises au raisonnement [a]. Ce raisonnement qui peut ainsi calculer & s'établir juge entre l'instinct animal & les occasions ; cet être qui est libre d'agir d'une maniere également opposée à l'instinct & au raisonnement , que peut-ce être , si ce n'est l'ame ?

C'est cet être supérieur & immatériel qui , par son essence , éleve l'homme si fort au-

---

[a] Le suicide , cet acte contre nature , & dont l'homme seul est capable entre tous les animaux , en est l'exemple le plus frappant.

deſſus de la bête ; mais c'eſt lui auſſi qui le met quelquefois fort au-deſſous d'elle , pour tout ce qui regarde ſon état phyſique. La bête ne peut pas plus ſe tromper dans ſon inſtinct, qu'une roue ne peut s'empêcher de tourner, lorſqu'une fois le mouvement lui a été donné. L'animal n'ayant pas la faculté du choix, n'a pas même la liberté d'errer.

C'eſt dans ce ſens que je conſidere d'abord le Somnambule magnétique : c'eſt l'inſtinct chez lui qui agit ; c'eſt lui qui voit , qui ſent , qui touche toutes les parties de la machine ; c'eſt lui qui s'aidant enſuite des facultés de l'ame, preſſent ſon état futur comme un effet , non pas deviné , mais néceſſaire & déjà marqué dans l'état actuel.

Quoique l'animal ait le même inſtinct phyſique & machinal que je ſuppoſe à l'homme , il ne pourra jamais comme lui preſſentir, préjuger l'avenir. Son inſtinct agit pour l'inſtant. L'occaſion, le beſoin l'éveillent & le déterminent : mais pour qu'il pût y avoir une preſſenſation, il faudroit ſuppoſer une notion de l'avenir , une connoiſſance , un diſcernement des temps ; & c'eſt ce que l'inſtinct ſeul ne peut donner à l'animal ; c'eſt ce qu'il ne donneroit pas au Somnambule , s'il n'avoit pas une ame capable de calcul , de comparaiſon & de raiſonnement.

Je répete ſouvent cette réflexion , & je ne laiſſerai échapper aucune occaſion d'y revenir , parce que quelques détracteurs du Magnétifme ont avancé avec encore plus de mauvaife foi que d'ignorance, que M. Mefmer prêchoit le matérialifme. Je ne crois pas qu'en approfondiffant la théorie du Magnétifme, on puiffe découvrir aucune trace de cette erreur ; & c'eft dans l'effet le plus merveilleux de cette théorie, dans le Somnambulifme magnétique, que je trouverois au contraire les plus fortes armes pour la combattre.

Quoique le fixieme fens exifte dans tous les hommes, quoiqu'il ait dans tous la même activité, la même certitude relative, puifque fa mefure pour chaque homme, eft celle des befoins & de l'état phyfique de l'individu, ce fens cependant n'a jamais été connu. On l'a bien foupçonné ; on en a reconnu diverfes propriétés, telles que la fympathie, l'antipathie, l'amour platonique, les preffentiments, &c. ; mais on n'a jamais découvert la véritable caufe de ces effets finguliers, parce que la nature du fixieme fens étoit abfolument inconnue. C'eft au Magnétifme, c'eft au Somnambulifme magnétique, que nous en devons la connoiffance & le développement.

Mais comment, par quel moyen ce fixieme fens fe développe-t-il dans l'opération magnétique ? pourquoi ne paroît-il pas toujours exifter dans l'homme ? C'eft, je crois, ce qu'on ne parviendra jamais à expliquer parfaitement.

Dire, comme je l'ai entendu quelquefois,

que la masse des nerfs étant rassasiée du fluide universel, cette turgidité des nerfs produit le Somnambulisme & ses effets, ce n'est pas dire assez ; & en effet, je conçois bien que des nerfs ainsi saturés de fluide, seront plus irritables, plus susceptibles de vibrer aux plus légeres impressions. Je conçois qu'un homme en cet état, devroit, par exemple, avoir la vue dix fois plus perçante, l'ouie dix fois plus fine, &c. mais tout cela ne me rend pas raison du Somnambulisme : pourquoi tout homme quelconque, bien chargé de fluide, ne seroit-il pas toujours Somnambule ? Tous les malades ne sont pas susceptibles de tomber en cet état ; & l'on voit même dans ceux qui y tombent, qu'à mesure qu'ils approchent de leur guérison, leurs sommeils magnétiques deviennent moins parfaits, quelque soin qu'on prenne de les charger de fluide (7) ; pourquoi d'ailleurs les animaux ont-ils le même instinct, sans sommeil ? pourquoi les sens extérieurs du Somnambule magnétique semblent-ils s'isoler en quelque sorte de tous les objets étrangers ? Voilà ce que la turgidité des nerfs n'explique pas.

Dire encore que lorsque le genre nerveux est ainsi rassasié du fluide, c'est cette surabondance même du fluide qui est le sens intérieur ; c'est parler vaguement & créer de nouvelles difficultés. Car si cela étoit, le Somnambule verroit par toutes les parties de son corps ; il entendroit de même : or il paroît démontré par les expériences faites fur un grand nombre de Somnambules , qu'ils voient & qu'ils entendent par l'eftomac ; ce qui prouve l'exiftence d'un fixieme fens très-diftinct , affectant à la vérité tout l'intérieur de la machine , comme le toucher en affecte l'enveloppe ; mais ayant cependant un fiege , un organe principal qui eft l'eftomac , comme le fiege du toucher ordinaire , fon principe , & même celui des cinq fens connus , eft le cerveau.

Je ne peux donc me rendre raifon du Somnambulifme magnétique , (& encore eft - ce bien imparfaitement) qu'en difant que la turgidité des nerfs raffafiés de fluide les rend à la vérité plus irritables , plus fenfibles , d'où le toucher intérieur acquiert une délicateffe exquife , mais que ce toucher intérieur ne peut fe développer , & entrer en action d'une maniere fenfible , qu'autant qu'il n'eft plus étouffé , offufqué par les actions multipliées , confufes & quelquefois contraires , des fens extérieurs , qui perçoivent tout à la fois des impreffions diverfes.

Qu'il faut donc que ces cinq fens deviennent ifolés de tous les corps étrangers , & qu'ils fe concentrent dans le fens intérieur , de maniere qu'au lieu d'être des fens diftincts & agiffant par eux-mêmes , ils ne foient plus que de fimples dépendances , & des prolongemens du fens intérieur , de maniere en un mot , qu'ils n'aient plus par eux-mêmes de relation avec les corps étrangers , mais feulement par la réaction qu'opérera fur eux le fens intérieur.

Or , j'ai dit plus haut , & je n'en doute pas , que le principal organe des cinq fens extérieurs , leur fiege commun eft le cerveau. Nous le voyons tous les jours dans les apoplexies , dans la catalepfie , dans l'épilepfie , enfin dans toutes les maladies qui affectent principalement le cerveau ; nous voyons, dis-je , que le premier effet de ces maladies , eft de couper toute communication entre les objets extérieurs & les fens du malade.

Cela pofé , j'en reviens à ce que j'ai dit dans le principe. Toutes les fois qu'une partie malade correfpondra directement au cerveau ; toutes les fois que cette partie ne laiffant pas circuler librement le fluide , dont on l'aura chargée , repercutera ce fluide au cerveau , il fe fera dans les nerfs du cerveau un engorgement du fluide qui y produira une irritation , & cette irritation occafionnera l'engourdiffement , & , en quelque forte , l'extinction momentanée des fens extérieurs. Ce fera la turgidité des nerfs du cerveau qui rendra le malade Somnambule , & non pas la turgidité des nerfs en général (8). Car tout malade ne pourra pas devenir Somnambule , quelque chargé qu'il foit du fluide ; il ne le deviendra que lorfque fa partie malade répondra directement , fympathiquement au cerveau ; & le Somnambulifme enfin ne durera qu'autant de temps qu'il en faudra au fluide qui irritoit le cerveau, pour fe mettre peu-à-peu en équilibre avec le fluide univerfellement répandu dans l'efpace.

Une fois les fens extérieurs éteints, le fens intérieur, qui ne fera plus troublé & offufqué par eux, entrera dans toute fon action. La grande irritabilité des nerfs raffafiés de fluide, augmentera l'activité, la fenfibilité de ce fens, qui dès-lors correfpondra directement avec les corps étrangers, en même-temps qu'il agira intérieurement & par lui-même fur toutes les parties de l'individu.

On peut m'objecter fans doute qu'il y a bien de la différence entre un cataleptique & un Somnambule ; cela eft vrai, & je ne prétends pas dire non plus que le fluide accumulé dans le cerveau, & irritant cette partie, produira une véritable catalepfie ; je ne prétends pas non plus déterminer la différence de cette maladie avec le Somnambulifme, encore moins affigner les caufes de cette différence, toutes chofes qu'on parviendra, je crois, bien difficilement à expliquer ; je dis feulement que ces deux états ont de la reffemblance, & que fans être une maladie grave, comme eft la catalepfie, fans caufer les mêmes ravages, fans avoir les mêmes fymptômes & les mêmes effets, le Somnambulifme magnétique a pourtant le même principe que cette maladie (9), & qu'il a un effet commun avec elle, celui d'engourdir les fens extérieurs, du moins quant à leur relation propre avec les objets du dehors.

On pourroit m'objecter encore , que si les
sens de la vue & de l'ouie paroissent en effet
être éteints chez le Somnambule , il n'en est
pas de même des sens de l'odorat & du goût,
lesquels , au contraire , acquierent en cet état,
& comme le toucher , une sensibilité plus ex-
quise. A cela je réponds que si l'on fait bien
attention à la maniere dont les organes du
goût & de l'odorat sont affectés , que si l'on
observe que ce n'est point le fluide seul qui
agit sur eux comme il agit sur les organes de
la vue & de l'ouie ; que ce fluide n'affecte
l'odorat qu'à l'aide des corpuscules émanés des
corps , & dont il s'est chargé ; que ce sont les
corps étrangers eux-mêmes qui agissent sur
l'organe du goût ; on reconnoîtra que dans
notre maniere de considérer les sens extérieurs
chez le Somnambule , on peut regarder ceux
de l'odorat & de l'ouie , non point comme
étant des sens distincts , mais comme faisant
partie de celui du toucher ; & en ce cas , on
leur appliquera tout ce que nous avons dit de
ce sens.

Quand je parle de l'engourdissement de l'extinction des sens extérieurs , on doit bien m'entendre , je le répete ; je n'entends pas dire
une extinction absolue , mais une extinction
relative ; je sais très-bien , encore une fois ,
que le Somnambule n'est point privé de l'usage
de ses sens , de la même maniere que l'est un
cataleptique ; je sais , au contraire , & j'ai eu
plus d'une occasion de remarquer que le pre-

mier de ces deux hommes acquiert une fenfibilité bien plus grande que celle qu'il a dans
fon état naturel ; mais je crois que dans le
Somnambule, les fens extérieurs n'agiffent plus
proprement directement par eux-mêmes, mais
comme étant des prolongemens des dépendances du fens intérieur, & que la caufe de ce
nouvel état de l'homme eft du genre de la
catalepfie. Il eft bien effentiel de faifir cette
diftinction, fans laquelle on ne pourroit pas
dire pourquoi tout malade, bien chargé de
fluide, ne préfente pas tous les phénomenes
du Somnambulifme.

Si l'on admet tout ce que je viens de dire
fur les caufes du Somnambulifme magnétique,
on n'aura pas de peine à en concevoir les
effets, quelqu'étonnants qu'ils paroiffent être
d'abord. On ne regardera plus, par un abus
ridicule des mots, le Somnambule comme un
forcier, ni fes annonces comme des prédictions,
fes preffenfations comme des divinations ; les
gens qui dans la vue de tourner en ridicule le
Magnétifme font tout ces quiproquo, vou-
droient nous faire trouver des miracles dans
le Somnambulifme ; je ne vois, au contraire,
chez le Somnambule qu'un inftinct admirable à
la vérité, mais purement machinal. Je ne le
diftingue abfolument de l'animal, qu'en ce
que celui-ci, privé du raifonnement, voit feulement le préfent relativement à fes befoins
phyfiques ; au lieu que le Somnambule doué
de la faculté de raifonner, de comparer, peut

entendre

entendre mes queſtions , ſe les appliquer &
comparer le préſent à l'avenir , pour les ré-
ſoudre Je ſuis convaincu qu'un Somnambule,
auquel on ne ſeroit aucune queſtion ſur ſon
état , mais qu'on placeroit au milieu d'un amas
de drogues & de remedes , ne demanderoit
rien , mais qu'il ne ſe tromperoit pas plus dans
le choix de celui de ces remedes que ſon inſtinĉt
lui déſigneroit , que le chien ne ſe méprend
dans le choix de l'herbe qui doit le purger , &
qu'il ſaiſit dès que ſon inſtinĉt la demande ,
quoiqu'il paroiſſe ne pas la trouver agréable au
goût (10).

Le chien malade , ai-je dit , dans un champ ,
ne ſe méprendra jamais ſur le choix de l'herbe
qui doit lui rendre la ſanté ; il la dévorera
par beſoin , tandis qu'il paroîtra y répugner
par goût. Le Somnambule juſques-là , ne diffé-
rera point de cet animal quant à l'inſtinĉt
phyſique ; il n'aura ſur lui aucune prérogative.

Mais cette vue de l'avenir , cet inſtinĉt an-
ticipé , cette faculté que nous découvrons dans
le Somnambule , & par laquelle comparant
ſon état préſent avec les effets que doit produire le remede qu'il y applique ; combinant
dans l'avenir l'aĉtion de ce remede avec la
réſiſtance du mal , il peut prévoir , avec la
derniere préciſion , quel ſera ſon état phyſique
dans un temps donné ; cette faculté , dis je ,
ne peut appartenir à la machine ſeule ; & je
le répete , bien loin que la découverte du Magnétiſme ait fourni des armes au matérialiſme,

E

comme plufieurs l'ont prétendu, fi la fpiritualité de l'ame avoit befoin de nouvelles preuves, le Somnambulifme magnétique, au contraire, nous fourniroit une lumiere à laquelle les matérialiftes les plus décidés ne pourroient fe refufer.

Ce qui furprend bien des gens dans le Somnambulifme magnétique, ce que beaucoup d'autres traitent hardiment de chimere ou de charlatanerie, c'eft que les Somnambules connoiffent non-feulement leur intérieur, mais encore celui de leur Magnétifeur & de toutes les perfonnes qui font en communication avec eux. Ce fait, dont j'ai été fouvent témoin, ne m'étonne point du tout, d'après les idées que j'ai expofées fur le méchanifme & les caufes du Somnambulifme.

J'ai répété fouvent qu'un homme eft en communication avec un autre homme, toutes les fois que les deux individus font organifés de maniere à modifier femblablement le fluide qui circule dans leurs nerfs ; c'eft-à-dire, toutes les fois que le fluide peut circuler indifféremment de l'un à l'autre. Or, pour que cela arrive, il eft néceffaire que dans tous deux les nerfs foient tiffus & tendus, finon également, du moins d'une maniere femblable ; car le fluide univerfel étant le même en entrant dans les deux individus, ne peut changer de mode que par la maniere dont il y circule.

Ainfi, lorfque deux hommes font en communication, on peut regarder tous leurs nerfs comme les cordes de deux inftruments , qui feroient montés refpectivement à l'uniffon ou fur des tons harmoniques entre eux.

Sous ce point de vue , l'on apperçoit aifément comment la plus légere diffonance dans les nerfs de l'homme touché , doit retentir d'une maniere défagréable & difcordante dans les nerfs du Somnambule qui le touche : cette différence , j'en conviens , ne feroit pas fenfible pour le même homme s'il étoit éveillé ; mais dans le fommeil magnétique , fes nerfs font devenus infiniment plus irritables & plus fufceptibles.

Je penfe enfin que le mal qui affecte une partie du corps de l'homme touché , fera fur la même partie du corps du Somnambule , du moins pour le moment & quant à la maniere dont l'ame percevra , la même fenfation qu'il y produiroit , fi cette partie elle - même en étoit affectée (11).

Il n'eft plus étonnant après cela que le Somnambule *devine* , (pour me fervir de la fauffe expreffion qu'on emploie) ou plutôt qu'il fente , qu'il touche intérieurement le mal du malade qu'il vifite. Une fois la communication bien établie , les deux individus ne font plus qu'un feul inftrument harmonique , dans lequel les difcordances feules retentiffent , & c'eft auffi par cette raifon que le Somnambule verra mon foie , fi mon foie eft malade , tandis qu'il ne verra pas mon vifage , ou toute autre partie apparente , fi je n'y ai point de mal : c'eſt enfin parce que l'inſtinct du Somnambule parle également pour les deux individus que non-ſeulement il ſentira & touchera ce mal, mais qu'encore il en indiquera le remede comme il auroit fait pour lui-même.

En expliquant ce que c'eſt dans la pratique du Magnétiſme, que la communication, l'harmonie entre un homme & un autre homme, on découvre la cauſe phyſique des ſympathies, des antipathies qu'on a connues, dont on a parlé de tout temps, ſans pouvoir en rendre raiſon.

J'entre dans une aſſemblée d'hommes, que je n'avois jamais vus. L'un, au premier abord, me plaît, ou plutôt il me convient ſans que je puiſſe dire pourquoi ; tandis que ſon voiſin, ſouvent avec une meilleure apparence à l'extérieur, me repouſſe & me déplaît.

La cauſe de cette différence eſt phyſique ; il eſt certain que le fluide univerſel doit s'émaner de tous les corps, avec la modification qu'il y a reçue. L'homme qui par ſa conſtruction intérieure aura modifié le fluide d'une maniere ſemblable & analogue à celle dont je le modifie moi-même, me conviendra ; je ſympathiſerai avec lui, je ne répugnerai point à l'approcher, comme je ferois, au contraire, pour un autre homme dont la conſtitution différeroit beaucoup de la mienne, & dont les nerfs repouſſant mon fluide, le feroient refluer ſur moi-même. J'aurois pour ce dernier la même répugnance, le même éloignement que les Somnambules montrent avoir pour l'argent : ils n'ont cette répugnance, ainsi que je m'en suis assuré par plusieurs expériences, que parce que l'argent ne laissant point passer librement le fluide, lorsqu'il a été modifié dans le corps humain, il repousse le leur sur eux-mêmes & les surcharge (12).

Ici je me rappelle ce que j'ai remarqué souvent, qu'il est très-difficile de rencontrer entre deux hommes une analogie parfaite. Que cette analogie cependant étant la mesure de l'action qu'un Magnétiseur peut exercer sur un malade, il faudra souvent que le malade éprouve un grand nombre de Magnétiseurs avant d'avoir rencontré celui qui peut lui faire le plus de bien ; qu'il seroit absurde par conséquent de compter sur de grands effets, toutes les fois qu'un seul homme entreprendra de magnétiser un grand nombre de malades pris au hasard (13).

Que deux hommes ne pourront qu'à la longue s'assurer qu'ils se sont mis en communication l'un avec l'autre, & que ce ne sera que par les effets qu'ils pourront en juger surement.

Les causes que nous venons d'indiquer, de la sympathie & de l'antipathie entre deux hommes, me paroissent également rendre raison de l'impossibilité du mélange des races chez les animaux.

En effet, chaque espece étant organisée d'une maniere qui lui est particuliere, les individus d'une espece doivent modifier le fluide d'une maniere plus ou moins analogue , mais au moins semblable ; & ceux d'espece différente , doivent au contraire le modifier d'une maniere absolument différente.

Or l'animal , non pas pris individuellement , mais en race , & qui ne peut écouter & suivre que son instinct , éprouvera toujours auprès d'un autre animal d'espece différente , l'éloignement que doit nécessairement produire entre eux le repoussement mutuel de leur fluide.

Ce que l'on appelle amour platonique se trouve également expliqué par la théorie du Magnétisme. On dit que cet amour est l'union des ames indépendantes de celles des corps : mais qu'est-ce que l'union des ames ? & par quelle raison une ame immatérielle pourroit-elle avoir une inclination de préférence & de choix pour une autre ame ? Toutes les ames , je crois , sont les mêmes ; mais ce qui diffère dans tous les individus , ce qui est susceptible du plus ou du moins d'inclination , en raison du plus ou moins de rapport & d'analogie , c'est le sixieme sens ; c'est ce que j'appelle l'homme intérieur , & c'est ce sixieme sens , selon moi , qui éprouve l'amour platonique.

Je conçois qu'une malade Somnambule , & qui par la nature même de son état de Somnambulisme n'est plus préoccupée par les sens extérieurs , peut ressentir pour son Magnétiseur cette espece d'inclination , & la ressentir d'autant plus fortement , que son analogie , sa sympathie avec le Magnétiseur se trouvera être plus parfaite : c'eſt ſur ce principe que les détracteurs du magnétiſme ont avancé qu'il eſt contraire aux bonnes mœurs , en ce qu'une femme malade tombe dans une dépendance entiere de l'homme qui la magnétiſe.

C'eſt ce que je ne crois point ; & cet amour platonique , dont je viens de parler , cette dépendance , quelque forte qu'elle ſoit , ne pourra jamais altérer en rien la pureté des mœurs d'une malade.

D'après la maniere dont j'ai conſidéré le Somnambuliſme magnétique , tant au moral qu'au phyſique , il faut conclure , ce me ſemble , que tout ce qui tendra à intervertir l'ordre général , tout ce qui troublera l'inſtinct moral , ou l'inſtinct phyſique , tout ce qui ſera contraire aux idées morales que le malade a reçues , devra révolter ce malade dans l'état de Somnambule ; la conſcience que les ſens extérieurs peuvent étouffer & étouffent en effet ſi ſouvent , ſera néceſſairement chez lui dans toute ſa force , quiſque ſon ſens intérieur , l'inſtinct qui reçoit de l'ame les premieres impreſſions morales , aura ſon action toute entiere , tandis que ſes ſens extérieurs , éteints en quelque ſorte & dans une non-action propre , ne pourront point détruire ces impreſſions.

Du moment que les ſens extérieurs reprendront le deſſus , du moment qu'à la place de l'amour moral & de ſympathie on voudra exciter un amour phyſique , le Somnambuliſme alors doit ceffer & ceffera : le fens intérieur doit s'éteindre , offufqué par les fens extérieurs , comme il l'eft dans l'état de veille ; & je ne fuis point furpris de la réponfe que bien des femmes Somnambules fe font accordées à faire à ce fujet : *Si vous vouliez quelque chofe de mal-honnête & contraire à mes principes, vous me feriez beaucoup de mal , & je me réveillerois auffi-tôt* (14).

Tous ceux qui ont pratiqué avec fruit le Magnétifme s'accordent à nous dire , qu'indépendamment des procédés d'ufage , fi l'on veut produire de vrais effets , il faut s'attacher fur-tout à magnétifer avec une volonté , forte & décidée ; bien des gens tournent en ridicule cette maxime ; & d'une vérité phyfique , ils font un myftere de charlatanerie. Ces gens-là ont tort , & ils ne réfléchiffent pas affez ; il eft très-fûr , il eft même phyfiquement démontré , que la volonté décidée dans le Magnétifeur doit produire les plus grands effets fur le magnétifé.

Lorfque je magnétife un malade avec lequel je fuis en communication , je cherche à augmenter l'intenfité & la viteffe de la portion du fluide univerfel qui doit circuler en lui. Je la dirige long-temps vers la partie malade dans laquelle ce fluide auroit peine à circuler de lui-même , jufqu'à ce qu'enfin , & à la fuite d'un grand nombre d'efforts répétés je fois parvenu à rompre les obftacles , & à rétablir dans cette partie la circulation naturelle du fluide , & avec elle , celle des humeurs qui s'engorgeoient auparavant , & ſtagnoient faute du reſſort ſuffiſant dans les ſolides.

Or , il n'eſt pas douteux que je donne bien plus d'activité , bien plus d'énergie au fluide que je fournis à ce malade , lorſque je le fais avec une volonté forte , & bien déterminée.

Il ne faut pas confondre la volonté avec le *vouloir*. L'une eſt un agent phyſique , une force provenant bien dans le principe d'une opération de mon ame , mais affectant phyſiquement mes organes ; le vouloir , au contraire , n'eſt , ſi l'on peut parler ainſi , qu'une fantaiſie de l'ame , un premier mouvement qui n'eſt ſuivi d'aucun effet phyſique.

Je veux jeter une pierre , & je ne la jette pas. Voilà le vouloir ; il ne produit en moi nul ébranlement, nul effort. Mais je veux jeter une pierre , & je la jette : voilà la volonté décidée. L'ame a mis mes organes en action ; elle a produit ſur eux un effet phyſique , duquel eſt réſulté un effort ; la délibération de mon ame a mis en mouvement mon ſens intérieur , & celui-ci a communiqué ce mouvement à mes ſens extérieurs.

Si je ſonge que je vais avoir à lever un poids d'une livre , fais-je le même effort de volonté , les mêmes préparatifs intérieurs que je fais lorſque je ſuis prévenu qu'il me faudra lever cent livres ?

Il me paroît donc bien démontré que la volonté active décidée, n'eſt point une choſe ſimplement morale, mais qu'elle eſt une véritable force capable d'exercer une action. Comment donc pourroit-on dire, après cela, que cette volonté n'augmentera pas l'énergie du Magnétiſeur, & ne lui donnera pas une plus grande action ſur ſon malade ? Ma volonté doit donner à mon ſens intérieur ou à l'enſemble de mes nerfs un ſurcroît d'énergie pour lancer le fluide, comme elle lui donneroit une énergie capable de mouvoir plutôt cent livres, qu'une livre.

Il eſt une forte de volonté ſur laquelle bien des Magnétiſeurs, encore novices, s'abuſent ſouvent. Curieux de voir des merveilles, ils magnétiſent bien avec une forte volonté d'opérer des effets ; mais en cela ils déſirent moins de produire des effets ſalutaires au malade, que de produire ceux qui ſatisferoient le plus leur curioſité. Ces effets ne ſe préſentent-ils pas d'abord, le Magnétiſeur s'agite avec toute l'ardeur du déſir contrarié ; il s'impatiente ; il croit alors avoir redoublé de volonté, & il n'eſt qu'un enfant volontaire & ardent, qui ſe dépite au moindre refus qu'on lui fait du joujou qu'il déſire.

Cette eſpece de volonté, ou plutôt cette agitation, donne ſans doute aux nerfs du Magnétiſeur une augmentation de force & d'énergie ; mais il ne faut pas croire que ce foit-là cette énergie qui doit opérer des effets falutaires. Le fluide fans doute circule d'autant plus fortement dans nos nerfs, qu'ils ont plus de ton, plus de refforts ; mais pour que ce fluide agiſſe fuivant le vœu de la nature, il ne fuffit pas qu'il foit lancé avec force fur le malade ; mais il faut fur - tout qu'il le foit avec un ton égal , uniforme & foutenu ; & ce ton uniforme , doit-on fe le promettre de l'impatience , du défir , ou des convulfions du dépit ?

Si la tenfion , fi l'énergie de nos nerfs fuffifoient pour produire de bons effets fur les malades , nous pourrions donc nous flatter d'en produire de très - bons toutes les fois que nous ferions agités par des paſſions violentes. La haine affurément tend nos nerfs plus fortement que ne pourroit faire l'amour du bien. Cependant tous nos maîtres s'accordent à nous dire , & l'expérience nous le démontre chaque jour , que pour opérer de falutaires effets en magnétifant , il faut le vouloir d'une volonté forte & pure , & avec un défir fincere & défintéreſſé de faire le bien. C'eſt que cette difpofition dans les Magnétifeurs , en donnant à ces nerfs plus de reffort , plus d'énergie , donne auſſi au fluide une marche uniforme & conſtante , bien différente de cette impulfion convulfive que pourroit lui donner l'agitation des paſfions violentes , de cette impulfion qui ne reſſemblant en rien à la marche réguliere fimple & modérée de la nature, loin de foulager le malade, ne pourroit au contraire qu'augmenter fes maux.

SACHEZ VOULOIR, dit M Mefmer ; CROYEZ ET VOULEZ, dit l'auteur des mémoires de *Buʒancy*. Ces mots expriment tout : touchez un malade avec la confiance que donne la certitude de le foulager, avec cette affurance que doit vous infpirer le fentiment de votre propre force, & ne veuillez vous fervir de votre fupériorité que pour remplir le vœu de la nature & de l'humanité, en foulageant les maux de votre femblable : c'eft lorfque vous ferez dans ces difpofitions, que vous pourrez compter fur de falutaires effets ; c'eft alors que votre volonté deviendra en vous un agent vraiment phyfique, auquel obéira toujours l'être paffif & fouffrant fur lequel vous en dirigerez l'action.

Les Somnambules magnétiques nous en donnent une preuve de fait, par la maniere dont ils obéiffent à la volonté puiffante de leurs Magnétifeurs : on les voit fe mouvoir & exécuter même les différents mouvements que ceux-ci font de leur côté ; l'action de la volonté du Magnétifeur, fur les nerfs qu'il fait mouvoir dans lui, fe répete fur les nerfs correfpondants du malade ; & des mouvements femblables s'enfuivent naturellement. Il n'eft pas befoin que le Magnétifeur commande, qu'il éleve la voix ; il fuffit qu'il

agiſſe , & qu'il agiſſe avec une volonté
déterminée de communiquer ſon action au
malade ; celui - ci la reçoit au même inſtant (15).

Mais bien plus , il n'eſt pas même néceſſaire que le Magnétiſeur agiſſe ; il ſuffit qu'il
veuille imprimer un mouvement au malade ,
pourvu qu'il le veuille d'une volonté forte
& active , avec une volonté capable de produire dans lui-même un ébranlement (16) ,
toutes les fois que ce mouvement ne tendra
pas à contrarier l'inſtinct , ſoit dans le moral
ſoit dans le phyſique.

Les Somnambules , dit-on , en plaiſantant ,
répondent à la ſeule penſée de leur Magnétiſeur ; ils devinent ſa volonté & l'exécutent :
oui , ſans doute , & l'on s'efforceroit vaine-
ment de ridiculiſer un fait qui devient de jour
en jour plus commun , & dont chacun peut
ſe convaincre par ſes propres yeux , un fait
atteſté journellement par tous ceux qui ont
eu le bon eſprit de ſuivre & d'examiner avant
de nier.

Les Somnambules ne *devinent* pas la volonté de leur Magnétiſeur ; ils la touchent ,
ils en reſſentent l'action. Je viens de dire que
ma volonté fait ſur mon ſens intérieur un
effet phyſique capable de lui faire produire ,
à l'aide des ſens extérieurs , l'effort que mon
ame avoit délibéré ; cet effet phyſique , ſur
mon ſens intérieur , doit néceſſairement y cau-
ſer un ébranlement , une vibration quelcon-

que. Le sens intérieur de mon malade Somnambule ne doit-il pas éprouver au même instant un ébranlement tout semblable ? & si cet ébranlement exprime par réaction à son ame, la délibération premiere de la mienne, mon malade alors n'entendra-t-il pas ma volonté, comme si je la lui avois exprimée par des paroles ?

Tous ces faits, j'en conviens, sont étonnants, merveilleux, mais ils n'en sont pas moins vrais pour cela, & déjà les mêmes expériences se multiplient, elles se répetent dans toutes les parties du royaume. Bientôt les miracles du Somnambulisme magnétique seront devenus si communs, qu'il sera honteux de les ignorer, & absurde de vouloir les nier. On recherchera avec ardeur les Somnambules, non plus simplement par curiosité, mais par intérêt personnel & pour le bien de l'humanité. Il est très - rare qu'un malade, en cet état, ne voie pas, dans son intérieur, la cause de son mal, & n'en indique pas le remede. On emploiera donc toute la force du magnétisme à faire tomber, autant qu'il sera possible, tous les malades dans l'état de Somnambulisme, & l'on cherchera dans eux-mêmes leur propre soulagement.

Mais, nous dit-on, le Magnétiseur le plus fort & le plus actif, quelque bonne volonté qu'il ait, ne pourra gueres se flatter de magnétiser avec fruit plus de trois ou quatre malades, souvent même un seul l'occupera tout entier.

Cela est vrai. Mais un Somnambule parfait entre les mains d'un Magnétiseur qui saura en tirer parti, suppléera au temps qui lui manque. Ce Somnambule touchera un grand nombre de malades ; & du moment qu'il se fera mis en communication avec eux, il verra leur intérieur, comme il voit le sien ; il connoîtra leurs maladies, il en indiquera les remedes, &, quoique machinalement, il appliquera ces remedes avec bien plus de certitude que ne pourroit faire le meilleur médecin.

De quelle ressource ne sera donc pas un Somnambule pareil ? Combien de malades qui ne peuvent être magnétisés, combien d'autres qui étant magnétisés ne peuvent tomber dans le Somnambulisme, s'empresseront d'accourir à ce Somnambule, de le consulter sur leurs maux, afin d'abréger, par ses conseils, leur traitement & leurs souffrances...

Pénétré de ce que cette heureuse perspective a de consolant pour l'humanité, je me suis hâté de dire ce que j'ai vu & la maniere dont je l'ai vu : je ne me suis point flatté de rendre raison de tous les phénomenes du Somnambulisme magnétique, d'une maniere satisfaisante ; mais ce que je n'ai vu qu'imparfaitement, ce que je n'ai pu qu'effleurer, d'autres plus expérimentés l'approfondiront sans doute, & je m'estimerai trop heureux, si en exposant mes idées générales sur le Somnambulisme, j'ai pu exciter dans des hommes

plus inftruits que moi , le défir de nous communiquer les leurs.

Il s'agit d'éclairer fur un fujet également
nouveau & intéreffant ; il s'agit de foulager
l'humanité fouffrante. Ce motif fera , fans
doute, affez puiffant pour encourager les recherches de ceux qui s'étant vus à portée de
recueillir un plus grand nombre de faits ,
peuvent en tirer des conféquences plus lumi-
neufes & plus inftructives pour nous.

NOTES.

(1) **L**es philosophes anciens avoient soupçonné ce fluide universellement répandu. Les uns le nommoient l'ame de la nature, d'autres l'esprit universel, quelques-uns même en avoient fait un Dieu. Mais ce fluide extrêmement subtil avoit toujours échappé à nos sens. Ce sont les Somnambules magnétiques qui, les premiers, ont pu le saisir & nous donner quelques notions de sa nature & de ses effets.

J'ai dit que mademoiselle N... étant dans ses crises magnétiques, voyoit très-distinctement le fluide; je vais rendre compte de quelques-unes des expériences que cette heureuse disposition de ma malade me mit à portée de faire.

Je pris un verre d'eau non magnétisée, & l'ayant approché de ma malade, sans la prévenir, je présentai la pointe de ma baguette vers le milieu de la hauteur du verre, puis je demandai à la malade de me dire ce qu'elle voyoit.

Je vois, me répondit-elle, votre fluide sortir du bout de la baguette, comme un très-gros fil d'or, d'un jaune brillant & semé d'étincelles beaucoup plus brillantes encore. Ce fluide, en traversant l'eau, y laisse une trace de lumiere très-remarquable, & cette trace forme une espece de séparation entre l'eau du dessus & celle du dessous; le fluide en passant se charge de cette eau qui sort du verre avec lui sous la forme d'une vapeur, & cette vapeur l'obscurcit & le fait paroître moins brillant qu'il n'etoit en arrivant au verre.

Une autre fois (le 3 Mai) j'engageai ma malade à sortir de chez elle, pendant son sommeil; elle n'eût pas de peine à y consentir. Elle se rendit seule à une promenade publique hors de la ville, où je la rejoignis bientôt : je l'avois suivie de loin, & je l'avois vue tra-

F

verſer la ville , en ſe démêlant fort bien , quoiqu'avec les yeux exactement fermés , de tous les embarras qui ſe rencontroient ſur ſon chemin.

Arrivé pres d'elle , je lui trouvai d'abord l'air préoccupé , mais ſatisfait , & je me hâtai de lui en demander la cauſe. —— J'admire , me dit-elle , tout ce que je vois. —— Et que voyez - vous , lui demandai-je ? —— Je vois le fluide du ſoleil qui eſt très-brillant & ſemé d'étincelles de feu. Ce fluide eſt d'un jaune bien plus vif que le vôtre ; il ſemble que le ſoleil nous l'envoie ; mais avant d'arriver juſqu'à nous , il change de couleur , parce qu'il ſe mêle avec celui qui ſort de la terre.

Pourquoi donc , repris-je , ce fluide qui ſort de la terre , eſt-il plus épais & plus ſombre que celui qui ſemble venir du ſoleil ? C'eſt , répondit ma malade , parce que le fluide qui ſort de la terre y a traverſé de l'eau dont il a beaucoup de diſpoſition à ſe charger , & dont il ſe charge en effet. Il ſort de la terre très-lentement , à meſure que le fluide du ſoleil qui eſt plus pur & beaucoup plus actif , agit ſur lui & le preſſe d'en ſortir. C'eſt parce qu'il ſort ainſi très-lentement que ce n'eſt gueres que ſur les dix ou onze heures du matin , que le fluide du ſoleil a pris aſſez de force , pour le faire ſortir , & que dès trois ou quatre heures après-midi , il n'en a déjà plus aſſez.

Le fluide reſte très - épais juſqu'à quinze ou vingt pieds au - deſſus de la terre , après quoi il commence à devenir un peu plus brillant , parce que celui du ſoleil l'éclaircit , en ſe mêlant de plus en plus avec lui ; il eſt cependant un peu ſombre & chargé de la vapeur de l'eau juſqu'à la hauteur de ce clocher (environ deux cents pieds) & même au - deſſus ; après quoi il ne me paroît plus être différent de celui du ſoleil.

Et une preuve , (ajouta ma malade, en ſe retournant vers la plaine où ſont les belles prairies arroſées par un grand fleuve) une preuve que c'eſt l'eau dont le fluide ſe charge , qui le rend plus épais ; c'eſt que celui que je vois ſortir de la riviere , ſemble être un brouillard très-épais en comparaiſon de celui qui eſt

sur les prairies , lequel est lui-même beaucoup moins
vif que celui que nous avons ici autour de nous (sur
le côteau.)

La suite de cette conversation , qui fut fort longue ,
& les expériences que je continuai de faire , m'ont
convaincu que le fluide que ma malade appelloit le
fluide du soleil , n'est autre chose que le feu élémentaire devenu sensible pour les nerfs extrêmement irritables d'un Somnambule magnétique ; que ce feu, par
sa grande affinité avec l'eau , rend notre air plus ou
moins épais , suivant qu'il a trouvé à se charger d'un
plus grand nombre de parties aqueuses, & que peut-
être même ; ainsi combiné, ce fluide devient l'air que
nous respirons ; & en effet , c'est parce que le fluide
est combiné avec une moindre quantité d'eau , & par-
là convient moins à nos poumons, que notre respira-
tion devient toujours plus difficile , à mesure que nous
nous élevons sur les hautes montagnes , & que nous
y trouvons ; dans sa pureté , le fluide que mademoiselle N... appelloit le fluide du soleil. Je pense enfin
que c'est par cette même affinité du fluide avec l'eau, que
s'opere la végétation ; en ce que l'eau , la seve &
l'air humide sont autant de moyens qui fournissent
à la plante la quantité de fluide universel , ou de
mouvement qui lui est nécessaire. C'est encore par cette
affinité qu'on peut expliquer le desséchement de tous
les corps qui ne sont point exposés au contact immédiat
de l'air, & dont le fluide enleve peu-à-peu les parties
aqueuses. J'en ai fait l'épreuve de la maniere suivante :
je présentai ma baguette devant une fiole remplie d'huile
de noix : ma Somnambule vit le fluide traverser l'huile,
comme un trait lumineux & sortir de la fiole , sous
la forme d'une vapeur plus épaisse, sans doute , à cause
des parties aqueuses dont il s'étoit chargé en traversant
l'huile.

(2) D'après les expériences que j'ai rapportées à la
note précédente, j'ai conjecturé que le feu élémentaire
ou le fluide universel est en effet l'élément, le principe de
tous les fluides connus, & que de même qu'il devient

l'air que nous refpirons , lorfqu'il eft combiné avec l'eau , il devient auffi fluide électrique , phlogiftique , fluide igné , &c. fuivant les différentes combinaifons & les modifications qu'il a reçues.

J'ai eu depuis occafion de comparer le fluide univerfel modifié par l'homme avec le feu électrique. Je rapporte ici cette expérience , parce qu'elle peut fervir à faire voir ce que ces différents fluides ont de commun quant au principe , & d'oppofé quant à leurs modifications.

Mademoifelle N... dormoit d'un profond fommeil magnétique très-tranquille. J'armai une petite machine électrique portative dont je m'étois muni à deffein ; & n'ofant d'abord me hafarder à électrifer ma malade , je me contentai de tirer moi-même l'étinceile , étant à environ deux pieds de diftance d'elle.

L'effet fut auffi prompt qu'étonnant : je vis ma malade tomber tout - à - coup dans un accablement fi grand , que je la crus prête à s'évanouir. Je me hâtai de la magnétifer avec beaucoup de vîteffe , de la tête aux pieds , afin de rendre au fluide nerveux fon cours naturel ; & ce ne fut qu'après une demi-heure de ce travail , que je parvins à la rappeller un peu à elle.

Je la queftionnai pour lors fur ce qu'elle venoit d'éprouver [a]. Je ne fais , me dit-elle , ce que vous avez voulu faire , mais vous m'avez fait beaucoup de mal : il m'a femblé qu'on me donnoit de grands coups de maffue fur les bras , fur les jambes , fur le crâne , & fur toutes les jointures : je vois bien à préfent que vous avez fait circuler dans moi un nouveau fluide différent du nôtre , & qui a arrêté tout-à-coup le cours de celui-ci. Je vois ce nouveau fluide fortir par toutes mes jointures , à mefure que vous me magnétifez.

---

[a] Je n'avois point prévenu ma malade de ce que je me propofois de faire en ce moment ; & cette fille n'a de fa vie vu une machine électrique , ni entendu parler des effets de l'électricité.

Votre fluide qui est plus actif, le chasse, sans pouvoir se mêler avec lui : mais cet autre fluide ne sortira pas entiérement aujourd'hui : ce ne sera qu'à la séance de demain que vous parviendrez à rétablir parfaitement la circulation libre du vôtre.

Je me ressentirai jusqu'à demain, a-t-elle continué, des douleurs que j'ai actuellement dans les jointures, & je conserverai, à mon gosier, un goût de soufre.

Cette annonce s'effectua réellement. Ma malade n'ayant nulle idée de ce qui lui étoit arrivé pendant son sommeil, ne put jamais comprendre, à son réveil, d'où pouvoit lui venir ce goût de soufre, & les douleurs qu'elle ressentit pendant vingt-quatre heures dans les bras & dans les jambes. Elle ne fut pas moins surprise de trouver, pour la premiere fois, pendant ce même temps, à l'eau magnétisée qu'elle buvoit habituellement, un goût très-désagréable de fer & de soufre.

Avant de tirer l'étincelle, j'avois approché mon pouce du conducteur, à diverses reprises ; ma malade alors avoit vu très-distinctement le fluide magnétique sortir de mon pouce, pour aller au conducteur, & un autre fluide venir du conducteur à mon pouce, sans se mêler avec le mien : elle avoit remarqué que cet autre fluide n'étoit point de la couleur du mien : elle l'avoit trouvé plus épais, d'un rouge pâle & violet, & rendant peu ou point d'étincelles brillantes.

Depuis ce jour, j'ai eu plus d'une fois occasion de répéter cette expérience. J'ai vu la même malade tomber en Somnambulisme pendant qu'il faisoit un orage violent, dont nous étions environnés : elle éprouva, mais moins fortement, les mêmes effets : l'accablement, les douleurs aux jointures, le goût de soufre ; & je ne doute pas que tout Somnambule magnétique en pareille circonstance, n'éprouve également tous ces effets, pourvu que, comme malade, il ait le genre nerveux assez irritable, pour être sensible aux impressions les plus légeres.

Cette expérience m'a paru démontrer que le fluide

magnétique & le fluide électrique, s'ils ont le même principe, ont du moins des modifications différentes, & même oppofées, de même que nous voyons l'huile & l'eau, quoique chargées, l'une & l'autre, d'une très-grande quantité de feu élémentaire, ne pouvoir pas se mêler. J'ai penfé que c'eft fans doute de cette oppofi-tion qui fe trouve entre les deux fluides, que provien-nent l'accablement, les douleurs mêmes que nous éprouvons quelquefois dans les temps d'orage. Le fluide électrique, dont l'air fe trouve alors furchargé, doit en effet gêner en nous le mouvement, s'il s'op-pofe à la circulation du fluide qui doit nous donner le mouvement & la vie : d'où nous pouvons conclure qu'il feroit très-falutaire de fe faire magnétifer fortement, pendant le temps d'orage, afin de repouffer l'action du fluide électrique.

Jufques-là, je n'avois encore vu que différence & op-pofitions même entre le fluide électrique & le fluide magnétique : cependant je répugnois à admettre plufieurs fluides d'une nature entiérement différente. Cette com-plication de moyens m'auroit paru être une défectuofité dans les ouvrages de la nature. J'effayai de m'en éclaircir encore mieux, par une nouvelle expérience que je fis peu de jours après.

Je pris un pain de cire d'Efpagne, & préfentant ma baguette vers fon milieu, à environ fix pouces de dif-tance, je demandai à ma malade, de me dire ce qu'elle voyoit. —— Je vois, répondit-elle, votre fluide fortir, comme à l'ordinaire, de la baguette ; mais lorfqu'il arrive à cette cire, il fe fépare, & s'échappe tout au-tour par les bords. Il femble bien cependant qu'une partie du fluide traverfe la cire ; car j'en vois fortir un peu de l'autre côté, & dans la direction de la baguette ; mais ce qui fort ainfi eft devenu beaucoup plus pâle & n'a plus d'étincelles ; cela ne paroît plus être qu'une vapeur épaiffe, laquelle, après avoir traverfé la cire, ne va pas bien loin.

Cette expérience répétée plufieurs fois fur la cire jaune, comme fur la cire d'Efpagne, me convainquit que les deux fluides ont quelque chofe de femblable ; & que

s'ils different dans leurs modifications , ils doivent néanmoins avoir un principe commun qui ne peut être , selon
moi , que le feu élémentaire.

(3) Je demandai un jour à ma malade, dans
son sommeil , quelle saison de l'année , & quelle
heure dans le jour étoit le plus favorable au Magnétisme.

Le printemps & l'été , répondit-elle , sont les meil-
leures saisons. Les heures les plus convenables pour magnétiser sont depuis onze heures du matin jusqu'à trois
heures après-midi... On pourroit bien dire jusqu'à quatre
heures. Mais il est plus sûr de dire jusqu'à trois [a].
La raison qu'elle m'en apporta, fut que le soleil, à ces
heures-là , a plus de force pour donner le fluide qu'il
n'en a dans le reste du jour.

(4) Le jour que je me promenois dans la cam-
pagne avec ma malade Somnambule , je dirigeai avec
force ma baguette sur un arbre dont j'étois éloigné
d'environ vingt pas.

Ma malade vit la colonne du fluide d'un jaune vif
& étincelant, sortir de la baguette & aller à l'arbre ,
elle vit en même-temps une autre colonne de fluide ,
sortant de l'arbre & venant à ma baguette : mais, me
dit-elle, le fluide de l'arbre est bien différent du vôtre;
il est beaucoup plus pâle & plus blanc. Il tiendroit
plutôt de celui du soleil pour la couleur : mais je n'y
vois point d'étincelles brillantes , comme j'en vois au
fluide du soleil & au vôtre. Je remarque encore , con-
tinua ma malade, que sur les feuilles & tout autour des
branches , il paroît y avoir un fluide qui étincelle un
peu , & qui est plus vif & plus brillant que celui

---

[a] Je suis bien assuré que cette fille, qui ne sait pas
lire, n'a jamais entendu parler des découvertes curieuses qu'a
faites tout récemment M. de Cassini, sur les variations diur-
nes & périodiques de l'aimant.

qui fort de l'arbre , pour venir à vous ; lorfque vous lui préfentez votre baguette.

(5) J'ai vu quelques Magnétifeurs qui , dans le deſſein de faire tomber leurs malades en Somnambuliſme , au lieu de les magnétifer de la tête aux extrémités , & fuivant la marche de la nature , alloient au contraire chercher le fluide dans la partie malade où il devoit être engorgé ; & par une manipulation inverſe & foutenue , ramenoient ce fluide à la tête pour en charger le cerveau.

Il n'y a pas de doute qu'en opérant ainfi , ils ne parviennent à calmer les douleurs qu'éprouvoit auparavant le malade. Mais fi ces douleurs n'avoient d'autre cauſe que les efforts répétés du fluide , qui tâchoit de fe frayer un paſſage libre dans la partie malade ; & fi cette partie ne pouvoit être guérie que par une fuite de ces mêmes efforts long-temps foutenus , il eft certain auſſi que ces Magnétifeurs , en détournant le fluide , en empêchant fon action fur la partie affectée , foulagent à la vérité le malade , mais qu'ils s'oppoſent du moins à ſa guériſon.

Mais je vais plus loin , & je fuis convaincu que ce procédé , contraire à la marche de la nature , eft très-pernicieux. Je crois qu'en ramenant à la tête le fluide qui circuloit dans le refte du corps , on ne peut manquer d'y amener auſſi le fang & les humeurs. Je crois qu'à la longue , ces humeurs doivent s'y engorger ; & je ne ferois point furpris qu'un malade , ainfi magnétifé , ne finit par avoir des attaques habituelles de catalepfie ou quelque dépôt dans la tête. Je crois enfin que le fommeil produit de cette manière , étant une criſe fymptomatique & forcée , & non pas une criſe naturelle & critique , ne doit point être le vrai Somnambulifme magnétique ; mais qu'il eft bien plutôt une forte de délire. C'eft pour cette raifon , qu'en parlant des criſes , je n'ai prétendu parler que de celles qui font produites par une circulation naturelle du fluide , interceptée feulement dans les parties malades. Que les humeurs fuivent , à la longue , la marche du fluide , c'est ce dont on ne peut gueres douter. Tous les procédés qu'on emploie dans la pratique du Magnétisme, les effets qu'on attend de ces procédés & qui en résultent effectivement , prouvent , tous les jours , qu'en appellant & dirigeant en bas le cours du fluide chez les malades , on y appelle en même-temps le sang & les humeurs.

Et quant à la maniere dont se produit cet effet, on peut croire que les nerfs ayant une fois reçu du fluide un mouvement constant & toujours dans le même sens , ils doivent, par leurs oscillations , imprimer au sang & aux humeurs qu'ils font circuler , le même mouvement & la même direction.

A ce sujet , & convaincu de la très-grande affinité qu'a le fluide magnétique avec l'eau , je demandois un jour à ma malade quel effet produisoient les bains. —— Les bains de jambe, me dit-elle , font propres à attirer le sang en bas , parce que le fluide qui cherche l'eau , tend à descendre vers celle du bain , & le sang suit le fluide [a].

Je pense , continua-t-elle , que si un homme demeuroit pendant long-temps à moitié plongé dans l'eau , cette partie plongée prendroit , à la longue , plus de nourriture , tandis que la partie qui se trouveroit hors de l'eau , seroit desséchée , parce que le fluide l'abandonneroit toujours pour gagner l'eau.

Ne pouvons-nous pas conclure de-là qu'un animal habitant dans l'eau , doive vivre plus long-temps que celui qui vit dans l'air , non-seulement parce que le premier trouve dans son élément une plus grande abondance du fluide principe de la vie , mais encore parce qu'il y trouve ce fluide en quantité presque toujours égale ; ce qui n'arrive pas dans l'air.

––––––––––––––––––––

[a] Les bains de jambes froids n'ont , sans doute , un effet contraire qu'en ce que le froid contractant les vaisseaux , ils n'ont plus la capacité nécessaire pour recevoir le sang qui s'y porte.

(6) Ma malade , comme tous les Somnambules que j'ai vus , avoit , pendant ses sommeils , les yeux fermés très-exactement. Ils l'étoient même au point que lorsqu'elle se réveilloit , elle ne pouvoit les ouvrir seule , & que j'étois obligé de l'aider à les ouvrir. Cette fille cependant voyoit très-distinctement les objets. J'ai dit qu'en cet état , seule & sans être conduite par personne , elle avoit traversé la ville entiere , évitant à propos tous les obstacles qui se rencontroient. Je l'ai vue travailler , en dormant , à sa couture , aussi bien qu'elle eût pu le faire étant éveillée : enfin je ne peux pas douter que cette fille ne vît parfaitement.

Mais comment chez elle se faisoit la vision ? Etoitce par les yeux , quoique bien clos ? & le fluide par son extrême subtilité pénétroit-il la paupiere , pour faire sur la rétine & sur le nerf optique , rendu irritable , la même impression qu'il y auroit fait dans l'état de veille ?

C'étoit ainsi du moins que je tâchois de me rendre raison de ce phénomene , lorsqu'un jour , ayant prié ma malade d'examiner avec attention une drogue en poudre que je lui présentois , & de m'en dire son avis , je la vis faire machinalement deux portions de cette poudre ; elle en mit une moitié dans chaque main , puis elle approcha une de ses mains , tout contre le creux de son estomac ; elle éloigna l'autre horizontalement & de toute la longueur de son bras ; tournant en même-temps la tête du côté opposé , avec l'air d'attention de quelqu'un qui examine ; j'observai que de temps en temps elle remuoit avec son pouce la poudre qui étoit dans la main devant le creux de l'estomac , comme pour mieux la voir. Enfin , après quelques instants d'examen , elle me dit son avis sur cette poudre.

Je lui témoignai ma surprise sur cette maniere de regarder les objets ; elle me répondit alors , sans hésiter : je ne vois pas par les yeux ; c'est par-là que je vois , (montrant son estomac.)

Un autre jour , on faisoit beaucoup de bruit près de l'endroit où ma malade étoit en crise magnétique. Je

pas voir très-diſtinctement alors, un léger mouvement convulſif que ce bruit occaſionnoit à l'eſtomac de ma malade, mouvement aſſez fort pour être ſenſible à l'extérieur.

Le bruit devint tout-à-coup très-fort. Ma malade alors porte vivement la main ſur ſon eſtomac ; elle jeta en même-temps un cri, & ſe plaignit qu'elle venoit d'y recevoir un grand coup. Les convulſions de l'eſtomac devinrent, en un inſtant, beaucoup plus fortes, & elles gagnerent bientôt le reſte du corps. J'eus beaucoup de peine à calmer cette agitation accidentelle; & dès que je vis ma malade un peu plus tranquille, je lui demandai ſi elle avoit entendu quelque bruit ? — Je n'ai rien entendu, répondit-elle, mais il m'a ſemblé qu'on me donnoit un grand coup ſur le creux de l'eſtomac. J'eſſayai alors de lui parler en approchant ma bouche le plus près de ſon eſtomac qu'il me fut poſſible, ſans cependant le toucher, & je parlai ſi bas, que l'oreille la plus fine n'auroit pu m'entendre à la diſtance où étoient pour lors les ſiennes. Elle m'entendit parfaitement, & me répondit. Toutes les fois que j'ai répété cette expérience, elle m'a toujours entendu de même. Un autre jour, un tambour battoit la caiſſe ſous les fenêtres de la chambre où elle étoit en Somnanbuliſme ; j'aurois pu compter les coups de baguette par les vibrations que je voyois très-ſenſiblement faire aux nerfs du plexus ſtomacal de ma malade, au travers de ſes vêtements.

Ce ſeroit peut-être ici le lieu de parler d'un phénomene très-connu, qu'on retrouve chez tous les Somnambules magnétiques, & dont cependant je crois qu'on parviendra difficilement à rendre raiſon d'une maniere ſatisfaiſante.

Ce qu'on remarque au premier abord dans les Somnambules, ce qui même caractériſe le plus décidément le Somnambuliſme, c'eſt que voyant très-diſtinctement tous les objets qui ſe trouvent à leur portée, les malades en cet état ne peuvent entendre que leur Magnétiſeur ſeul, ou toute autre perſonne qu'il a miſe en harmonie avec eux.

D'où peut provenir chez le Somnanbule magnétique, cette différence entre le fens de la vue , & celui de l'ouie ? Seroit-ce parce que le nerf optique aboutiſſant à l'humeur aqueuſe du criſtallin , le fluide , quelles que ſoient ſes modifications , & ſeulement par la grande affinité qu'il a avec l'eau , peut toujours ſuivre ce nerf ? au lieu que n'ayant pas la même cauſe d'attraction vers le tympan de l'oreille , ce fluide , après avoir frappé l'eſtomac , ne peut circuler dans le nerf auditif & le faire vibrer , ainſi que tous les autres nerfs du malade , que lorſqu'il a été auparavant modifié d'une maniere analogue à celle dont le malade le modifie.

Cette ſolution pourra paroître inſuffiſante , je le ſens , & je déſire qu'on s'occupe à en donner une meilleure ſur un fait auſſi commun : les recherches de ce genre ne doivent point être regardées comme étant de ſimple curioſité , & il faut croire que dans la ſcience du Magnétiſme , comme dans pluſieurs autres ſciences , on découvrira bien des effets utiles qu'on ne ſoupçonnoit pas encore , en recherchant les cauſes de certains phénomenes , que cependant on n'expliquera jamais.

(7) Le Somnabuliſme magnétique ceſſe dès que le malade eſt guéri. *Je ris* , diſoit le malade de Buzancy à ſon Magnétiſeur , *lorſque je ſonge aux efforts que vous ferez inutilement demain pour m'endormir. Vous n'y parviendrez point , parce que je ſerai guéri.*

De même lorſque la guériſon approche , on remarque un changement ſenſible & gradué dans les ſommeils des malades , qui deviennent plus imparfaits chaque jour , à proportion que la maladie diminue. La bonté, la force de ces ſommeils eſt la meſure de la maladie ; & les variations qu'on trouve dans ces ſommeils , déſignent celles qui ſe font dans l'état du malade.

Ceci revient parfaitement à ce que j'ai dit ſur la maniere dont le fluide agit par le Magnétiſme. Lorſqu'une partie du corps malade , correſpondante au cerveau ,

eft obftruée ; lorfque le fluide que le Magnétifeur a
dirigé vers cette partie , ne peut y circuler librement ;
ce fluide , après avoir fait un premier effort contre les
obftacles , eft réagi au cerveau , lequel, à fon tour, le
renvoie vers la partie malade fur laquelle il fait un fecond
effort , & qui le réagit encore.

Cette action & cette réaction doivent durer ainfi
jufqu'à ce que les obftacles foient détruits. Ce n'eft
qu'à la longue qu'ils peuvent l'être entiérement : mais
il eft certain qu'à chacun des efforts que le fluide fait
contre eux , ils doivent diminuer un peu. Or , à mefure que la réfiftance s'affoiblit , à mefure que le fluide
a moins de peine à circuler , il doit être renvoyé toujours plus foiblement & en moindre quantité au cerveau ; de-là les crifes doivent devenir plus foibles chaque jour & par gradation , jufqu'à ce qu'enfin elles
ceffent tout-à-fait par la circulation libre du fluide; &
c'eft en effet ce qui arrive.

Je difois tout-à-l'heure , que la force des fommeils
eft la mefure de la maladie. Il faut entendre cela de
chaque maladie refpectivement , & non pas généralement ; c'eft-à-dire , que dans toute maladie qui fera
de nature à opérer le Somnambulifme , les fommeils
feront d'autant meilleurs , que la maladie approchera
de fon période le plus aigu : mais il pourra très-bien
arriver qu'une maladie plus grave ne donnera pas le
Somnambulifme , tandis que cet état fera la crife naturelle d'une autre maladie beaucoup moins grave.

J'ai vu une jeune perfonne attaquée d'un rhumatifme
goutteux, qui lui donnoit des convulfions continuelles.
Cet état fâcheux , joint à la fuppreffion des regles ,
étoit la fuite d'un coup de foleil qui avoit occafionné
un dépôt dans la tête, & qui de plus avoit rendu cette
jeune fille imbécille.

J'ai guéri cette malade , en la magnétifant conftamment pendant deux mois ; & quelque défir que j'euffe
de la rendre Somnambule , je n'ai jamais pu y parvenir ; tandis que dans le même-temps, la mere de cette
jeune perfonne eft tombée en Somnambulifme , dès la
première fois que je l'ai magnétifée pour une maladie

ordinaire & très - légere, affectant la matrice dans un âge critique.

(8) J'ai fait à ce sujet une expérience très - intéressante. Mademoiselle N..., sans être parfaitement guérie, étoit cependant fort près de sa guerison ; la nature, chez elle, ne demandoit plus comme autrefois le Somnambulisme ; & je suis convaincu que si je m'étois contenté de magnétiser cette fille de temps en temps, & sans avoir une volonté décidée de la mettre en cet état, elle n'y seroit plus tombée.

Un jour, sans attendre qu'elle fût suffisamment chargée de fluide, j'essayai de charger sa tete seulement, & le plus fortement qu'il me fut possible. Ma malade ne tarda pas à s'endormir ; & ce sommeil, quoique très-imparfait, porta cependant tous les caracteres principaux du Somnambulisme magnétique : mais comme la masse entiere des nerfs n'avoit point été rassasiée de fluide, & que conséquemment elle n'avoit point le degré d'irritabilité qu'elle auroit dû avoir, la malade ne vit point, pendant ce sommeil, comme elle auroit dû voir. En chargeant la tête seule, j'avois altéré l'équilibre entre la tête & l'estomac : j'avois bien engourdi les sens extérieurs ; mais je n'avois pas donné en même-temps au sens intérieur tout le développement, toute l'activité dont il eût été susceptible. De-là le sommeil, quoique vraiment magnétique, ne fut pas aussi parfait, à beaucoup près, qu'il auroit pu l'être.

Je fus curieux de pousser plus loin cette expérience, & la tête étant chargée, comme je viens de le dire, j'appliquai toute la force magnétique dont j'étois capable, à charger vivement & promptement l'estomac. Je vis alors le sommeil changer peu-à-peu de nature ; & à mesure que la masse des nerfs se rassasioit de fluide, le sens intérieur reprit plus d'activité & plus d'étendue. Enfin, le sommeil devint, non pas aussi parfait qu'il avoit pu l'être anciennement, l'état convalescent de la malade ne le permettoit plus ; mais du moins il fut beaucoup meilleur qu'il n'avoit été au commencement de l'expérience.

Seroit-ce avancer trop d'après cette expérience , que de dire, que la plupart des transports au cerveau sont des Somnambulismes commencés , & que ces crises symptomatiques qui nous alarment, pourroient devenir, au moyen du Magnétisme , des crises critiques & salutaires ?

Si le délire où tombent les malades , si les transports au cerveau périodiques n'ont d'autre cause qu'une extrême irritation du cerveau , il est vraisemblable que si le Magnétiseur alors s'attachoit à rétablir l'équilibre , en chargeant fortement l'estomac , le sens intérieur prendroit le dessus sur les sens extérieurs , & il en résulteroit une crise de Somnambulisme magnétique.

Ma malade avant que j'eusse entrepris de la magnétiser fortement, avoit , comme je l'ai dit , tous les soirs un redoublement de fievre avec transport au cerveau ; dès la premiere fois que je la magnétisai , dès que j'eus donné un courant régulier au fluide qui se portoit auparavant en trop grande abondance à la tête , ma malade devint Somnambule magnétique ; & dès-lors plus de redoublement , plus de transports au cerveau. N'est-il pas probable que la même chose arriveroit à la plupart des malades que nous voyons tomber dans des délires périodiques , symptômes des maladies aiguës ?

L'observation suivante semble confirmer mon opinion. Cette observation intéressante & non suspecte, rapportée dans *l'histoire des maladies épidémiques de 1746 par M. Malouin, médecin* , me paroît démontrer , non-seulement qu'un magnétiseur attentif pourra souvent changer en crise Magnétique le transport au cerveau qui a lieu dans un grand nombre de maladies ; mais même que la nature seule , & sans avoir besoin d'être aidée , peut quelquefois, & en certain cas , opérer ce changement , & produire une espece de Somnambulisme magnétique. Voici les termes de M. Malouin. *Il y eut aussi quelques pleurésies. J'ai observé, & plusieurs médecins m'ont dit l'avoir observé, que ce qui faisoit la douleur de côté dans ces pleurésies se transportoit, après les saignées, sur le poignet, ou sur la main*

du bras dont on avoit été faigné , & qui étoit du côté op-
pofé à la douleur. Il fe joignoit auffi de l'enflure à la
douleur fur le poignet & fur la main ; mais cette dou-
leur fe diffipoit , &c. &c... Dans les perfonnes du fexe
malades de ces pleuréfies , ce qui faifoit leur douleur de
côté fe tranfportoit à la tête par la faignée du bras ; fi
elles étoient dans ce temps prêtes à avoir leurs regles ,
le pouls leur devenoit petit quoique mol , il étoit fré-
quent & irrégulier , & les malades tomboient dans le dé-
lire ; leur délire avoit cela de particulier , c'eſt que ces
malades étant interrogées , répondoient jufte aux de-
mandes qu'on leur faifoit , & elles deraifonnoient auffi-
tôt qu'on ceffoit de leur parler [a].

Voilà, fans doute, un exemple frappant du Somnambulifme magnétique opéré par le fimple travail de la
nature ; je ne doute pas que fi les malades dont
parle M. Malouin avoient été interrogées fur leur état ,
elles n'euffent indiqué les caufes de leurs maladies , &
les remedes qui leur étoient convenables. Qu'auroit-ce
été , fi la nature avoit encore pu être renforcée & diri-
gée par la main du Magnétifeur ?

On remarquera que ce Somnambulifme magnétique
naturel avoit lieu lorfque *les malades étoient près du*
temps où elles devoient avoir leurs regles. J'ai été plus
d'une fois dans le cas d'obferver que c'eſt en effet
aux approches de ce temps critique, que les femmes
font le plus fufceptibles de tomber dans cet état fin-
gulier.

(9) On ne peut nier que le Somnambulifme ne foit
une maladie , & une maladie dont le fiege eſt momentanément dans le cerveau. C'eſt en cela que le Somnambulifme reffemble à la catalepfie. Celle-ci eſt produite
par un embarras , un engorgement des humeurs ; &
ce qui rend cette maladie dangereufe , c'eſt que les humeurs ne peuvent être engorgées dans le cerveau que

---

[a] Voy. les Mém. de l'Académie , année 1746.

parce

parce que les folides qu'elles affaiffent dans cette partie, y font fans reffort, & qu'ils ne peuvent conféquemment s'en débarraffer d'eux - mêmes [*a*].

Dans le Somnambulifme magnétique, les nerfs font à la vérité dans le même état . mais c'eft par une raifon contraire : ce ne font point fes humeurs engorgées dans cette partie qui affaiffent les nerfs ; mais ces nerfs fons irrités à l'excès par la furabondance de fluide qui s'y porte. Cette irritation produit pour l'inftant le même effet qu'auroit produit l'engorgement des humeurs ; mais il s'en faut bien qu'elle foit également dangereufe pour les fuites. Et en effet, le fluide ne peut jamais ftagner dans le cerveau comme feroient les humeurs : 1°. A caufe de fa très-grande élafticité ; 2°. parce que cet engorgement du fluide ne fuppofe pas, comme le premier, un vice local dans les nerfs du cerveau.

Il eft cependant toujours vrai de dire, que l'affaiffement ou la trop grande irritation de ces nerfs produiront, pour l'inftant, & du moins en partie, les mêmes accidents. C'eft dans ce fens que j'ai appellé le Somnambulifme magétique une maladie : car fi nous le confidérons relativement à fes effets falutaires, & aux merveilles que nous lui voyons opérer, nous devons bien plutôt le regarder comme le remede le plus précieux qu'ait pu découvrir l'humanité fouffrante. Un malade devenu Somnambule, s'il voit fon état, y appliquera lui-même les remedes propres ; il guérira furement, quelque défefpéré qu'il fût en apparence. *De plus de mille Somnambules que j'ai vus*, dit l'auteur des belles expériences de Buzancy, *un feul n'a pu parler fur fon état ; & celui-là feul n'a pas été guéri.*

(10) En rapportant l'hiftoire de la maladie de mademoifelle N ... & de fon traitement magnétique j'ai

---

[*a*] Je ne fais fi je parle de cette maladie en médecin : je n'ai pas l'honneur de l'être. Je rends en gros les idées que j'ai pu m'en faire, d'après ce que j'ai vu.

dit qu'à la suite d'un certain nombre de sommeils, cette fille découvrit dans son estomac un ver qu'elle me dépeignit, & que je reconnus être de l'espece connue des médecins, sous le nom de *Solium*. Elle ne sut d'abord m'indiquer aucun remede contre ce ver ; je n'en vois point encore, me dit elle ; dès que je le verrai, je vous le dirai. Je vois seulement que le lémitochorron ne le tueroit pas.

Deux jours après je voulus faire une expérience. Je recueillis dans un ancien traité sur les maladies des vers, fait par M. Andri, médecin du siecle dernier, une liste de tous les remedes qui avoient réussi à ce médecin, contre différentes especes de vers. J'étois bien assuré que ma malade, qui ne sait pas lire, n'avoit aucune connoissance de cet ouvrage devenu très-rare aujourd'hui.

Après avoir demandé de nouveau à ma malade, si elle voyoit quelque remede à faire contre son ver, & m'être assuré par sa réponse, qu'elle n'en voyoit point, je lus à haute voix, posément & sans aucune affectation, la liste que j'avois apportée, sans l'en prévenir.

A toutes les drogues que je nommai d'abord, elle me répondit simplement, non. Mais lorsque j'en fus venu à la graine de chanvre & à l'écorce d'oranges ameres : oui, me dit-elle avec beaucoup d'empressement & de vivacité : oui, je suis sûre que ces deux-là tueront ce ver, faites-m'en prendre demain, je crois qu'une seule dose suffira.

Comment, repris-je, pouvez-vous choisir ainsi ces deux remedes de préférence à tous ceux que je vous ai déjà nommés ? Aviez-vous quelques connoissances des uns ou des autres ? Je n'en connois aucun, me répondit-elle ; mais ceux que vous m'avez proposés d'abord me répugnoient, à mesure que je vous les entendois nommer. Il n'y a que ces deux-là auxquels j'ai pris plaisir à songer ; & j'ai senti qu'ils me convenoient. Je ne balançai pas à donner dès le lendemain à ma malade un verre de lait de graine de chanvre, dans lequel j'avois fait raper l'écorce d'une brange amere ; elle prit ce remede à sept heu-res du matin : à huit heures & demie , elle tomba dans des convulsions violentes , elle sentit monter vive-ment à sa gorge quelque chose qu'elle essaya vaine-ment de vomir , & qui après l'avoir piquée ou mor-due fortement au gosier , retomba comme un poids sur son estomac.

Depuis ce moment on vit disparoître tous les acci-dents fâcheux que ce ver , que l'on ne soupçonnoit pas , avoit occasionnés pendant plus de quatre années chez ma malade : & quelques jours après , m'ayant prié , dans un de ses sommeils, de lui faire prendre un peu de rhubarbe, elle rendit par les selles , les restes du ver , dont la dépouille encore bien conservée, attesta surabondamment l'existence.

J'ai eu beaucoup d'autres occasions de reconnoître la sureté de cet instinct , qui désigne aux Somnam-bules , sans jamais les tromper, tout ce qui peut leur être nuisible ou nécessaire.

Une fois, entr'autres , mademoiselle N... ayant , à ma priere, touché un malade dont elle détailla très-exactement la maladie , elle lui ordonna un remede dans lequel devoit entrer une plante qu'elle nomma, mais que je ne connoissois point : je fis chercher cette plante ; mais dans la crainte qu'on ne se fût trompé , je la présentai quelques jours après à ma ma-lade pendant son sommeil. Elle prit la plante, l'appro-cha de son estomac ; & quoique je ne lui eusse fait ab-solument d'autres questions que pour lui demander si elle connoissoit cette plante , elle me dit : c'est ce qu'il faut faire prendre à N... cela lui fera beaucoup de bien.

(11) Le Somnambulisme magnétique n'est pas seulement utile à l'humanité , en ce que tout malade, qui tombe en cet état , est comme assuré de sa guérison , autant du moins qu'elle est possible à la nature ; mais encore en ce qu'un seul Somnambule peut toucher & guérir un grand nombre d'autres malades.

Mademoiselle N... à ma priere, en a touché plusieurs : elle a connu les causes de leurs maladies . lorsf-
que ces causes n'étoient pas même soupçonnées par les
médecins ; elle a indiqué les remedes & le régime propres , sans jamais hésiter ; & presque tous ces remedes
étoient absolument nouveaux pour elle , quand je lui
en parlois étant éveillée. Je l'ai vue plus d'une fois
prévenir les malades long-temps d'avance & à point
nommé, des effets que ces remedes produiroient dans
tel temps , & j'ai eu la satisfaction de voir plusieurs de
ces malades être parfaitement guéris, d'autres être du
moins considérablement soulagés par les ordonnances toujours sûres de ce nouveau médecin.

C'est encore dans ces differentes consultations que
j'ai eu plus d'une fois occasion de m'assurer combien la
communication est difficile à établir entre certains individus. Il est arrivé à ma malade de ne pouvoir se
mettre en harmonie , avec telle personne , dans une
seule séance , il falloit qu'elle y revînt à deux
fois. Ce malade me repousse trop , me disoit-elle
alors ; il me fait mal ; & je ne pourrai pas le voir
aujourd'hui. Je remarquois en effet, dans ma malade,
des mouvements convulsifs , effets de ce repoussement
du fluide.

J'ai sur-tout observé que toutes les fois que ma malade en touchoit d'autres , dont les maladies avoient
quelque rapport avec la sienne , elle souffroit alors
beaucoup plus , & d'une maniere très-sensible dans les
parties semblables à celles qui étoient affectées chez les
malades.

Qu'un Magnétiseur , me disoit-elle quelquefois à
ce sujet, s'il a en lui quelque partie foible , se garde
bien de magnétiser un malade attaqué dans cette même
partie ; il se feroit le plus grand mal. Et ce que mademoiselle N... avançoit ainsi comme une maxime générale, elle me l'a prouvé par elle-même d'une maniere
bien frappante.

Depuis environ sept ans , cette fille avoit fait rentrer
une espece de gale qui lui étoit sortie à la tête , &
cette humeur y avoit formé un dépôt dont ma malade

n'avoit encore reſſenti d'autres mauvais effets que quelques maux de tête, qu'elle n'avoit plus même depuis un an.

Pendant tout le temps qu'a duré le traitement de ſa grande maladie, & juſques au moment où je l'ai cru guérie, mademoiſelle N... ne m'a jamais parlé de cet ancien dépôt : elle ne le voyoit point pendant ſes ſommeils, ſans doute parce que l'humeur n'étant pas en mouvement, elle ne lui faiſoit, pour le moment, aucune ſenſation. Aujourd'hui que je connois ce dépôt, je préſume qu'il étoit, ſans que ma malade s'en fût douté, la véritable cauſe de ſes nouveaux ſommeils qui, ſelon moi, n'auroient pas dû avoir lieu, depuis que, par la venue de ſes regles, je la croyois parfaitement guérie ; & qu'en effet elle l'étoit de ſa grande maladie.

Ce fut dans un de ſes ſommeils que je priai mademoiſelle N... de toucher M. le chevalier D'... Elle ne tarda pas à découvrir en lui, les reſtes mal guéris d'un ancien dépôt qu'il avoit eu dans la tête, vingt - cinq ans auparavant ; elle lui indiqua tous les remedes qu'il avoit à faire pour achever de le guérir entiérement.

Ce ne fut qu'avec la plus grande répugnance, que mademoiſelle N... ſe décida à toucher M. le chevalier D'... Elle preſſentoit le mal qu'il devoit lui faire : & elle n'obéit qu'à mes inſtances réitérées. En effet elle ne l'eut pas touché pendant cinq minutes, qu'elle reſſentit un mal de tête violent : & dès ce moment l'humeur du dépôt qu'elle y avoit, s'étant miſe en mouvement, commença à tomber ſur ſa poitrine. Dès - lors elle vit le dépôt pendant ſes ſommeils ; elle m'indiqua les remedes dont elle auroit beſoin & qui furent à - peu - près les mêmes que ceux qu'elle avoit preſcrits à M. le chevalier D'... Enfin elle m'annonça, à l'avance, les différentes criſes qui devoient ſuivre la fonte du dépôt.

Lorſque j'ai parlé de cette correſpondance ſympathique qui ſe trouve entre le malade touché, & le Somnambule qui le touche, on m'a fait une objection qui paroît

être bien fondée , mais qui ne l'est, je crois, qu'en
apparence.

Qu'un Somnambule , m'a-t-on dit , qui se trouve
avoir, par exemple , la poitrine foible , éprouve dans
cette partie une sensation douloureuse , lorsqu'il touchera un malade poitrinaire , on pourroit peut-être
l'expliquer à la rigueur ; mais comment , & dans quelle
partie un homme Somnambule éprouvera-t-il les maladies
de la matrice en touchant une femme attaquée dans cette
partie ?

Cette objection me paroit être plutôt dans les mots ,
que dans les choses. En effet , sans parler de la simi-
litude intérieure qui existe , peut-être plus que nous ne
pensons , entre les parties sexuelles , on ne peut nier
qu'il n'y ait au moins entre ces parties une analogie ,
un attrait de sympathie sagement établi par la nature ,
pour la propagation des especes , attrait dont sans
doute on ne connoîtra jamais les ressorts cachés ; mais
qui doit certainement suffire pour donner au Somnambule l'idée des maux qu'éprouve la femme malade ,
dans une partie , sinon semblable , du moins sympathi-
que ou analogue avec la sienne. On connoît , par
exemple , l'analogie intime qui regne entre les parties
sexuelles , quoique supposées différentes , & l'organe
de la voix qui est certainement le même chez l'homme
comme chez la femme.

(12) Ce que je dis du repoussement de l'argent ,
me rappelle quelques expériences assez curieuses , &
dont peut-être on sera bien-aise de trouver ici le
précis.

J'ai dit que dans ses sommeils , mademoiselle N...
voyoit très-distinctement le fluide : un jour , après
avoir dirigé sur elle ma baguette , & m'être assuré qu'elle
en voyoit sortir le fluide qu'elle comparoit toujours à
un gros fil d'or brillant d'étincelles , je présentai de
suite la même baguette au centre d'une piece d'argent ;
& sans avertir de rien ma malade , je me contentai
de lui demander ce qu'elle voyoit.

Votre fluide, me répondit-elle, en arrivant fur l'argent, s'écarte de tous côtés, & fait un remous jufques fur les bords de la piece d'argent, & il forme une efpece de houpe, puis il revient fur la baguette. Il ne paffe au travers de l'argent qu'un brouillard épais qui n'a plus ni la couleur, ni les étincelles, ni même la direction qu'avoit votre fluide.

Je préfentai la baguette devant une piece de cuivre ; ma malade remarqua les mêmes chofes qu'elle avoit vues fur la piece d'argent, avec cette feule différence, que le fluide, au lieu de revenir fur la baguette après avoir frappé le cuivre, s'échappoit tout autour du métal, & lui paroiffoit fe perdre dans l'air.

Je fubftituai une plaque de fer à la piece de cuivre, & ma malade vit mon fluide traverfer le fer, & en fortir avec la même vîteffe, la même direction qu'il avoit en y arrivant, & fans avoir changé fenfiblement de couleur, ni perdu de fon brillant.

Je dirigeai la baguette au centre d'une louppe de verre ; ma malade obferva que le fluide, après avoir traverfé la louppe, avoit le même éclat & qu'il continuoit à fuivre la même direction qu'auparavant ; mais avec une vîteffe beaucoup plus grande. Je mis une feconde louppe à la fuite de la premiere, le fluide en fortant de cette nouvelle louppe, avoit doublé de vîteffe ; d'où Je puis conclure que le verre augmente l'activité, & le courant du fluide magnétique.

Je dirigeai enfuite la baguette fur une piece d'or ; ma malade treffaillit, elle ne pouvoit fe laffer d'admirer ce qu'elle voyoit. Votre fluide, me dit-elle, après avoir traverfé cet or, eft infiniment plus vif & plus brillant ; il court auffi avec beaucoup plus de vîteffe, & il va bien plus loin.

En ce moment j'interpofai une louppe entre la piece d'or & la baguette ; le fluide au fortir de la piece d'or, avoit acquis une vîteffe & un brillant que ma malade eut peine à m'exprimer autrement que par l'efpece de tranfport où cette vue la jetoit.

J'ai répété plufieurs fois , & de différentes manieres, les expériences dont je viens de donner feulement le précis , & j'ai toujours obtenu les mêmes refultats : je defire que d'autres que moi les répetent. Je fuis perfuadé qu'elles pourront un jour fournir dans la pratique du Magnétifme , plufieurs moyens d'accroître l'action du fluide fur les malades , en augmentant à volonté fa force & fon courant par l'interpofition de diverfes matieres qu'on placera entre les malades & la baguette du Magnétifeur.

On fait déjà que la glace d'un miroir réfléchit très-fortement le fluide , mais on n'en fait pas la raifon. J'effayai une fois de placer ma malade , pendant fon fommeil , devant une glace ; elle avoit les yeux bien fermés ; cependant elle fe vit parfaitement ; elle paroiffoit même y prendre plaifir , lorfqu'au bout de quelques inftants , je la vis *reffauter*, & bientôt elle eut des mouvements convulfifs , qui devinrent fi violents, que j'eus à peine le temps de l'éloigner pour la calmer. Lorfqu'elle fut un peu revenue à elle , je lui demandai quelle pouvoit être la caufe de cet accident. Le métal qui eft derriere la glace , me répondit elle , a renvoyé mon propre fluide fur moi - même ; bientôt ma tête a été trop chargée ; & c'eft ce qui m'a fait mal.

(13) Voilà ce qui rendra toujours la pratique du Magnétifme , très - pénible ; & ce qui retardera peut-être encore long - temps les progrès de cette découverte fublime : quelques Magnétifeurs bien intentionnés, produiront de temps en temps d'excellents effets : ils guériront d'une maniere comme miraculeufe , un petit nombre de malades ; mais il faudra dès fiecles , peut-être , pour voir ce moyen fi fimple en lui - même , devenir généralement utile à tous les hommes. Ces gens que nous avons vu s'élever contre le Magnétifme qu'ils refufoient de connoître , ceux qui , pour un vil intérêt , fe font efforcés contre leur propre confcience de décrier cette utile découverte , n'avoient pas réfléchi fur les difficultés qu'elle éprouveroit néceſſairement dans la pratique.

(14) L'inſtinct moral a ſans doute, comme l'inſ-tinct phyſique, des loix qu'il doit ſuivre, & qu'il ne peut de lui-même intervertir ; il eſt cette conſ-cience qui ne ſe méprend jamais ſur nos devoirs mo-raux, & de même que chez les animaux l'inſtinct phyſique eſt toujours déterminé d'une maniere invariable, par les beſoins phyſiques de l'individu ; l'inſtinct moral dans l'homme doit être dirigé par les principes moraux, dont ſon ame s'eſt fait une habitude, ſoit que ces prin-cipes ſoient innés, ou qu'ils ſoient en lui le fruit de l'éducation.

Or, il doit en être de ce qui contrarie l'inſtinct mo-ral, comme de ce qui contrarie l'inſtinct phyſique ; & comme je ſuis très-convaincu que malgré tout l'aſ-cendant qu'un Magnétiſeur pourroit avoir ſur ſon ma-lade Somnambule, il ne le réſoudroit jamais à pren-dre un remede auquel ſon inſtinct phyſique répugneroit ; je ſuis de même perſuadé que ce Magnétiſeur ne parviendra jamais à le faire agir contre ſes principes moraux.

Je dirigeois un jour ma baguette ſur l'eſtomac de ma malade, & j'avois, en ce moment, une forte volonté de la faire venir à moi : Elle y vint en effet, ſans qu'il fût beſoin de le lui ordonner.

Je pourrois donc, lui dis-je alors, vous conduire auſſi par-tout où je voudrois ; oui, ſans doute, vous le pourriez, me répondît-elle ; je vous ſuivrois, mais ce ne ſeroit qu'autant que je ne riſquerois de me faire aucun mal. Si pour aller juſqu'à vous je rencontrois de l'eau, ou du feu, il ne faut pas croire que je vou-luſſe m'y jeter pour vous joindre : je m'agiterois au bord de l'obſtacle ; je ſouffrirois peut-être aſſez pour me réveiller ; mais le ſoin de ma propre conſervation, l'emporteroit toujours ſur l'attrait qui me porteroit vers vous.

Pourquoi ne dirons-nous pas au moral, ce que ma malade me diſoit alors au phyſique, puiſqu'on ne peut nier qu'il n'exiſte dans l'homme un ſentiment du bien

moral , comme on y reconnoît un inftinct du bien phyfique.

On peut à la fuite de ces raifons métaphyfiques, rappeller la preuve que j'ai tirée de l'état même du Som-
nambulifte. Si cet état n'eft autre chofe que le développement d'un fens intérieur exiftant dans l'homme ; fi ce
fixieme fens ne peut entrer en action qu'autant que
les fens extérieurs font affoupis quant à leur action propre , & qu'ils n'ont plus de relation directe au dehors ;
n'y auroit il pas de la contradiction à fuppofer à ces
fens leur action ordinaire chez un Somnambule ? Au
moment où je rédige ces notes , j'apprends deux faits
qui confirment pleinement toutes les idées que j'avois eues
à ce fujet.

L'un eft d'une fille publique & abandonnée , laquelle
étant devenue Somnambule , & s'appercevant que fon
Magnétifeur la regardoit avec trop de liberté , couvre
fon fein avec le plus grand foin ; ce qu'elle n'auroit certainement pas fongé à faire étant éveillée : voilà l'inftinct
moral dans toute fa force , & qui n'eft plus étouffé , ou
maîtrifé par l'action des fens extérieurs.

L'autre eft d'une femme , qui , étant Magnétifée par
fon mari , devient Somnambule : celui-ci veut alors ufer
avec elle des droits que lui donne fa qualité d'époux ;
la femme le repouffe , fe défend vivement , jufqu'à ce
qu'étant trop preffée , elle finit par fe réveiller forcément,
& ce réveil fut fuivi d'une crife convulfive qui la fit
beaucoup fouffrir. Ce fait prouve que même , fans qu'il
foit befoin de l'inftinct moral , il fuffit de mettre en
action les fens extérieurs pour éteindre le fixieme fens,
& pour faire ceffer le Somnambulifme ; d'où l'on doit
conclure au moral comme au phyfique , que cet état
ne peut jamais conduire à la dépravation des mœurs,
comme l'ont prétendu quelques détracteurs du Magnétifme.

(15) On voit tous les jours des Somnambules
exécuter , avec la plus grande précifion , tous les mouvements que leurs Magnétifeurs font dans des appartements
féparés, par des murs épais, de celui où ils fe trouvent ;

& cela par la feule volonté que ces Magnétifeurs joignent à leurs mouvements.

(16) Quelques Magnétifeurs ont donné dans l'extrême oppofé. Convaincus de toute l'action que leur volonté pouvoit exercer fur leurs malades, ils en font venus jufqu'à croire que la volonté eft le feul & unique agent, dans les opérations du Magnétifme , & que le fluide magnétique n'eft qu'une chimere , du moins quant à l'emploi que nous croyons en faire.

Je ne prétends pas entrer en lice , avec ces MM. & j'en fuis d'autant plus éloigné , que, quelle que foit leur opinion , comme ils fuivent à-peu-près les mêmes procédés que nous ; comme ils magnétifent même avec d'autant plus d'énergie qu'ils mettent plus de force dans leurs volontés , en raifon du plus haut degré de confiance qu'ils y attachent ; comme enfin le fluide émané d'eux , foit qu'ils y croient ou non, n'en agit pas moins ; ils obtiennent les mêmes réfultats , & font le même bien , ce qui eft l'effentiel.

Sans entrer donc dans une difpute , que j'appellerois volontiers une difpute de mots , je me contenterai de dire à ces Magnétifeurs , que pour être pleinement convaincus de la vérité de leur. fyftéme , il faudroit que nous puiffions les voir produire des effets fenfibles fur des malades éloignés d'eux , qu'ils n'auroient point vus, & avec lefquels ils ne feroient point en communication , dont enfin ils n'auroient tout au plus devant eux que les images , pour fervir, au befoin , à fixer toute leur attention & à ranimer leur volonté.

Il faudroit encore que nous leur viffions opérer les mêmes effets, à volonté , fur des perfonnes bien portantes. Car fi leur volonté feule opere , fans l'intermede d'un agent phyfique, dont l'action ne peut avoir d'effet fenfible que fur un corps déforganifé , je ne vois pas pourquoi ils n'exerceroient pas le pouvoir de leur volonté fur un homme fain , comme ils pourroient le faire fur un homme malade.

Je demanderois volontiers aux fectateurs de cette doc-

trine métaphysique , qui nient l'exiftence d'un fluide
moteur de toute la nature , pourquoi ces impofitions
de mains , ces attouchements réitérés & prolongés fur
les parties malades , pourquoi ces baquets & leur ap-
pareil , pourquoi ces chaînes que forment leurs malades , dans leurs traitements ? je leur demanderois encore
comment & par quelle étrange illufion , fi ce fluide
n'exifte pas , un grand nombre de Somnambules , en
différents lieux , en différents temps , fans pouvoir être
foupçonnés de connivence , ont-ils vu , ont ils décrit ce
fluide & fes effets à peu-près de la même maniere ?

Au refte , en propofant mes doutes à ces Meffieurs ,
infiniment refpectables par l'amour du bien qui les dirige ,
je n'ai point en vue d'établir avec eux une difcuffion ,
mais de les engager à nous faire connoître plus particuliérement les moyens plus fimples & plus efficaces qu'ils
peuvent avoir pour operer ce bien

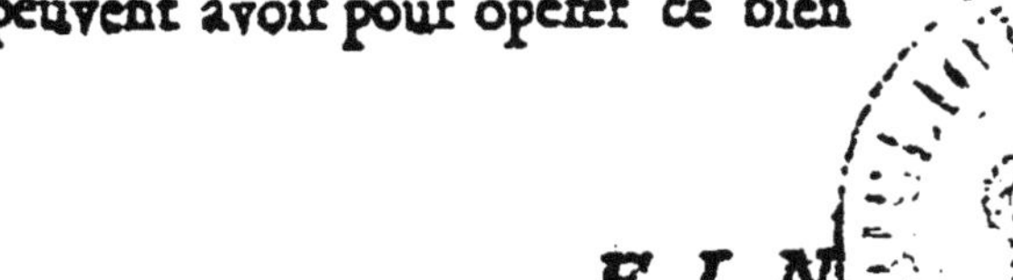

F I N